线装国学经典

本草纲目

第一册

〔明〕李时珍 著

图书在版编目（CIP）数据

本草纲目/［明］李时珍著；李楠编译．—北京：北京工艺美术出版社，2019.1

（线装国学经典）

ISBN 978-7-5140-1579-9

Ⅰ．①本… Ⅱ．①李… ②李… Ⅲ．①本草纲目 Ⅳ．①R281.3

中国版本图书馆CIP数据核字（2018）第212457号

出 版 人：陈高潮
责任编辑：张怀林
装帧设计：书心瞬意
责任印制：宋朝晖

本草纲目

［明］李时珍 著　李楠 编译

出　版	北京工艺美术出版社
发　行	北京美联京工图书有限公司
地　址	北京市朝阳区化工路甲18号 中国北京出版创意产业基地先导区
邮　编	100124
电　话	（010）84255105（总编室） （010）64283630（编辑室） （010）64280045（发　行）
传　真	（010）64280045/84255105
网　址	www.gmcbs.cn
经　销	全国新华书店
印　刷	三河市文通印刷包装有限公司
开　本	889毫米×1194毫米　1/16
印　张	40
版　次	2019年1月第1版
印　次	2019年1月第1次印刷
印　数	1～3000
书　号	ISBN 978-7-5140-1579-9
定　价	380.00（全四册）

前言

《本草纲目》是世界闻名的药物学、博物学巨著，作者李时珍（1518—1593年），字东璧，晚年自号濒湖山人，湖北蕲春县蕲州镇东长街之瓦屑坝（今博士街）人，明代著名医药学家。后为楚王府奉祠正、皇家太医院判，去世后明朝廷敕封为「文林郎」，被后世尊为「药圣」。

李时珍自1565年起，先后到武当山、庐山、茅山、牛首山及湖广、安徽、河南、河北等地收集药物标本和处方，并拜渔人、樵夫、农民、车夫、药工、捕蛇者为师，参考历代医药等方面书籍九百余种，考古证今、「穷究物理」，记录上千万字札记，弄清许多疑难问题，历经27个寒暑，三易其稿，于明万历十八年（1590年）完成了约192万字的巨著《本草纲目》。此外他对脉学及奇经八脉也有研究，著述有《奇经八脉考》《濒湖脉学》等多种。

《本草纲目》全书52卷，载药约1892种，方一万余首，插图一千多幅，为明代万历以前本草集大成之作。李时珍打破了自《神农本草经》以来，沿袭了一千多年的上、中、下三品分类法，把药物分为水、火、土、金石、草、谷、菜、果、木、器服、虫、鳞、介、禽、兽、人共16部，包括60类。每药标正名为纲，纲之下列目，纲目清晰。书中还系统地记述了各种药物的知识。包括校正、释名、集解、正误、修治、气味、主治、发明、附录、附方等项，从药物的历史、形态到功能、方剂等，叙述甚详，丰富了本草学的知识。明代著名文学家王世贞《本草纲目·序》中高度评价此书：「性理之精蕴，格物之通典，帝王之秘籍，臣民之重宝。」

本草纲目

本草纲目

该书从明万历二十一年（1593年）问世以来，国内辗转翻刻六十余次，明以后大多数本草著作均以此书为资料渊薮。此外，该书还流传海外，对世界药物学、植物学、矿物学、化学、食物养生学等的发展，产生了较大的影响，成为世界文化的瑰宝。《本草纲目》中有些医方，时至今日仍被沿用并起到良好的效果。

为了让更多读者在这部经典中受益，让更多的人了解中医，学会一点基本的中医知识，我们推出这部双色线装版的《本草纲目》。本书编写组特组织专家学者队伍，精心编选、核校、整理，结合时代特点，删繁就简，去芜存菁，将原典52卷合并为17卷，希望能对国学爱好者在研究中医药知识方面有所帮助和补益。

目录

第一册

第一卷 序例

采药分六气岁物 ... 一

七方 ... 一

十剂 ... 五

气味阴阳 ... 一二

五味宜忌 ... 一五

五味偏胜 ... 一六

标本阴阳 ... 一七

升降浮沉 ... 一七

四时用药例 ... 一八

五运六淫用药式 ... 一九

五脏五味补泻 ... 二二

第二卷 主治

诸风 ... 二三

痉风 ... 二九

癫痫 ... 三二

瘟疫 ... 三三

痰饮 ... 三四

噎膈 ... 三五

霍乱 ... 三八

泄泻 ... 四〇

痢 ... 四三

疟 ... 四五

黄疸 ... 五一

咳嗽 ... 五四

寒热 ... 五七

齿龃 ... 六一

健忘 ... 六二

惊悸 ... 六二

不眠	六四
多眠	六五
溲数遗尿	六五
小便血	六七
阴痿	六九
囊痒	七〇
大便燥结	七一
脱肛	七三
淤血	七四
诸虫	七六
腰痛	七八
心腹痛	八〇
痛风	八四
头痛	八六
胡臭	八九
风瘙疹痹	九〇
疬疡癜风	九一
瘰疬	九二
蛊毒	九四
妇人经水	九六
小儿初生诸病	九八
小儿惊痫	一〇〇
痘疮	一〇二

第三卷 水部

雨水	一〇四
露水	一〇五
冬霜	一〇六
腊雪	一〇七
雹	一〇七
夏冰	一〇八
流水	一〇九
井泉水	一一〇
节气水	一一四

玉井水	一五	
碧海水	一五	
车辙中水	一六	
热汤	一六	
浆水	一七	

第四卷 火部

阳火、阴火	一九
燧火	二一
桑柴火	二二
炭火	二二
芦火、竹火	二三
艾火	二四
神针火	二四
火针	二五
灯火	二六
灯花	二七
烛烬	一二八

第五卷 土部

白垩	一二九
赤土	一三〇
甘土	一三一
黄土	一三一
东壁土	一三三
太阳土	一三四
车辇土	一三五
鞋底下土	一三五
柱下土	一三五
道中热土	一三五
床脚下土	一三六
桑根下土	一三六
胡燕窠土	一三六
白蚁泥	一三七

第二册

第六卷 金石部

金	一四五
银	一四八
银膏	一五二
赤铜	一五二
铅	一五四
锡	一五七
古文钱	一五八
铁	一六一
玉	一六三
珊瑚	一六七
马脑	一六八
宝石	一六九
琉璃	一六九
灵砂	一七〇
雄黄	一七二
雌黄	一七九
石膏	一八一
井泉石	一八七
石髓	一八八
石灰	一八九
石面	一九二
卤碱	一九三
玄精石	一九四
蚯蚓泥	一三七
田中泥	一三九
井底泥	一三九
自然灰	一三九
古砖	一四〇
百草霜	一四〇
梁上尘	一四二
香炉灰	一四三

第七卷 草部

药名	页码	药名	页码
蓬砂	一九六	葵	二三四
绿矾	一九八	鹿蹄草	二三八
黄矾	二〇一	迎春花	二三九
苦参	二〇三	决明	二三九
水仙	二〇七	狗舌草	二四二
龙胆	二〇八	狗尾草	二四二
当归	二一〇	连翘	二四三
白芷	二一四	鸢尾	二四五
芍药	二一八	凤仙	二四六
牡丹	二二二	菟丝子	二四八
山姜	二二四	覆盆子	二五一
茉莉	二二五	月季花	二五四
郁金香	二二七	何首乌	二五四
艾	二二八	常春藤	二五九
九牛草	二三三	羊蹄	二六〇
		龙舌草	二六二
		石斛	二六二

金星草 二六四	红曲 二九九
第八卷 谷部	蘖米 三〇〇
亚麻 二六六	
小麦 二六六	**第三册**
大麦 二七二	**第九卷 菜部**
荞麦 二七五	
稷 二七七	韭 三〇三
黍 二七九	蒜 三〇八
粟 二八三	五辛菜 三一一
秫 二八五	生姜 三一一
稗 二八七	茼蒿 三一六
狼尾草 二八八	荠 三一七
赤小豆 二八九	鸡肠草 三一八
绿豆 二九三	苦菜 三一九
豌豆 二九七	蒲公英 三二二
豆腐 二九八	蕨 三二四
	芋 三三五
	苦瓠 三三七

第十卷 果部

苦瓜	三三〇
紫菜	三三一
石花菜	三三二
鹿角菜	三三二
龙须菜	三三二
香蕈	三三三
李	三三五
枣	三三八
木瓜	三四三
山楂	三四七
橙	三五〇
柚	三五一
金橘	三五三
枇杷	三五四
杨梅	三五六
樱桃	三五八
荔枝	三六〇
龙眼	三六三
橄榄	三六五
五敛子	三六七
椰子	三六八
波罗蜜	三七〇
无花果	三七一
西瓜	三七三
葡萄	三七五
猕猴桃	三七七
甘蔗	三七八
乌芋	三八〇

第十一卷 木部

杉	三八二
月桂	三八四

木兰 三八五	土蜂 四〇八
檀香 三八六	大黄蜂 四一〇
安息香 三八八	螳螂、桑螵蛸 四一一
苏合香 三八九	蚕 四一三
黄栌 三九一	青蚨 四一五
杜仲 三九一	蛱蝶 四二一
梧桐 三九三	蜻蛉 四二二
檀 三九四	斑蝥 四二三
白杨 三九五	蜘蛛 四二六
酸枣 三九七	壁钱 四三〇
冬青 三九九	蝎 四三一
石南 四〇〇	水蛭 四三四
紫荆 四〇二	蚁 四三六
琥珀 四〇四	青腰虫 四三八
	蛆 四三八
第十二卷 虫部	蝇 四三九
蜜蜂 四〇七	狗蝇 四四〇

第四册

第十三卷 鳞部

蛴螬	四四一
蜣螂	四四三
天牛	四四七
蝼蛄	四四八
萤火	四五〇
蝌蚪	四五二
蜈蚣	四五三
蚯蚓	四五六
鼍龙	四六一
守宫	四六三
鳞蛇	四六六
鲤鱼	四六六
鲫鱼	四七一
鲈鱼	四七五
河豚	四七六
乌贼鱼	四七八

第十四卷 介部

鳖	四八二
鼋	四八七
牡蛎	四八八
蚌	四九一
蚬	四九三
石决明	四九四
海蛤	四九六
蛤蜊	四九八
车渠	五〇〇
紫贝	五〇一
淡菜	五〇二
田螺	五〇三
寄居虫	五〇五

第十五卷 禽部

海燕	五〇六
鹤	五〇七
鹅	五〇八
雁	五一一
凫	五一三
鸳鸯	五一四
鸥	五一五
雉	五一五
白鹇	五一八
鹧鸪	五一九
鹑	五二〇
䴔	五二一
鸽	五二三
斑鸠	五二四
伯劳	五二五
百舌	五二七
莺	五二八
啄木鸟	五二九
乌鸦	五三一
山鹊	五三三
鹊嘲	五三三
杜鹃	五三四
孔雀	五三五
驼鸟	五三七
鹗	五三八
鸠	五三九

第十六卷 兽部

狗	五四一
马	五四九
驴	五五九
骡	五六五

驼 五六六	牙齿 六一三
阿胶 五六八	乳汁 六一四
狮 五七一	口津唾 六一七
虎 五七二	眼泪 六一八
豹 五七九	
象 五八〇	
犀 五八四	
鹿 五八八	
麋 六〇一	
猫 六〇五	
山獭 六〇九	

第十七卷 人部

头垢 六一〇	
耳塞 六一一	
爪甲 六一二	

第一卷 序例

采药分六气岁物

岐伯曰：厥阴司天为风化，在泉为酸化，清毒不生。少阴司天为热化，在泉为苦化，寒毒不生。太阴司天为湿化，在泉为甘化，燥毒不生。少阳司天为火化，在泉为咸化，热毒不生。阳明司天为燥化，在泉为辛化，湿毒不生。太阳司天为寒化，在泉为苦化，寒毒不生。治病者，必明六化分治，五味五色所生，五脏所宜，乃可言盈虚病生之绪。本乎天者，天之气；本乎地者，地之气。谨候气宜，无失病机。司岁备物，则无遗主矣。岁物者，天地之专精也。非司岁物，则气散质同而异等也。王冰曰：化于天者，为天气，化于地者，为地气。五运有余，则所胜平之，外淫于内，所胜治之。上淫于下，所胜平之。故药工专司岁气，所收药物，有多少，力化有浅深。五毒皆五行之气所为，惟司天在泉之所生者其味正。故天气淫于下、地气淫于内者，皆以所胜平治之，如风胜湿、酸胜甘之类是也。

七方

岐伯曰：气有多少，病有盛衰，治有缓急，方有大小。又曰：病有远近，症有中外，治有轻重。近者奇之，远者偶之。汗不以奇，下不以偶。补上治上制以缓，补下治下制以急。近而奇偶，制小其服；远而

本草纲目

奇偶，制大其服。大则数少，小则数多。多则九之，少则二之。奇之不去则偶之，偶之不去则反佐以取之，所谓寒热温凉，反从其病也。王冰曰：脏位有高下，腑气有远近，病症有表里，药用有轻重。单方为奇，复方为偶。心肺为近，肝肾为远，脾胃居中。肠膪胞胆，亦有远近。识见高远，权以合宜。方奇而分两偶，复方为偶。近而偶制，多数服之；远而奇制，少数服之。则肺服九，心服七，脾服五，肝服三，肾服一，为常制也。方与其重也宁轻，与其毒也宁善，与其大也宁小，是以奇方不去，偶方主之；偶方不去，则反佐以同病之气而取之。夫微小之热，折之以寒；微小之冷，消之以热。甚大寒热，则必能与异气相格。声不同不相应，气不同不相合。是以反其佐以同其气，复寒热参合，使其始同终异也。时珍曰：逆者正治，从者反治。反佐，即从治也。谓热在下而上有寒邪拒格，则寒药中入热药为佐，下膈之后，热气既散，寒性随发也。寒在下而上有浮火拒格，则热药中入寒药为佐，下膈之后，寒气既消，热性随发也。此寒因热用，热因寒用之妙也。温凉仿此。完素曰：流变在乎病，主病在乎方，制方在乎人。方有七：大、小、缓、急、奇、偶、复也。制方之体，本于气味，寒、热、温、凉，四气生于天；酸、苦、辛、咸、甘、淡、六味成于地。是以有形为味，无形为气。气为阳，味为阴。辛甘发散为阳，酸苦涌泄为阴；咸味涌泄为阴，淡味渗泄为阳。或收或散，或缓或急，或燥或润，或软或坚，各随脏腑之症而施药之，品味乃分七方之制也。故奇、偶、复者，三方也。大、小、缓、急者，四制之法也。故曰：治有缓急，方有大小。大方，岐伯曰：君一、臣二、佐九，制之大也。君一、臣三、佐五，制之中也。君一、臣三，制之小也。又曰：远而奇偶，制大其服；近而奇偶，制小其服。大则数少，小则数多。多则九之，少则二之。完素曰：身表为远，里为近。大小者，制奇偶之法也。假如小承气汤、调胃承气汤，奇之小方也；大承气汤、抵当汤，

本草纲目

奇之大方也，所谓因其攻里而用之也。桂枝、麻黄，偶之小方也；葛根、青龙，偶之大方也，所谓因其发表而用之也。故曰：汗不以奇，下不以偶。张从正曰：大方有二：有君一、臣三、佐九之大方，病有兼证而邪不一，不可以一、二味治之；有分两大而顿服之大方，肝肾及下部之病道远者宜之。王太仆以心肺为近，肾肝为远，脾胃为中。刘河间以身表为远，身里为近。以予观之，身半以上，其气主天之分也；身半以下，其气主地之分也；中脘，人之分也。

小方，从正曰：小方有二：有君一、臣二之小方，病无兼证，邪气专一，可一、二味治者宜之；有分两少而频服之小方，心肺及在上之病者宜之，徐徐细呷是也。完素曰：肝肾位远数多，则其气急缓，不能速达于下，必大剂而数少。取其迅急下走也；心肺位近数多，则其气急下走，不能升发于上，必小剂而数多。取其易散而上行也。王氏所谓肺服九、心服七、脾服五、肝服三、肾服一，乃五脏生成之数也。

缓方，岐伯曰：补上治上制以缓，补下治下制以急，急则气味厚，缓则气味薄，适其病所，不以气味饲心，肾药凌心，心复益衰矣。余上下远近例同。王冰曰：假如病在肾而心气不足，服药宜急过之，无越其制度也。完素曰：圣人治上，不犯下；治下，不犯上；治中，上下俱无犯。故曰：诛伐无过，命曰大惑。好古曰：治上必妨下，治表必违里。从正曰：缓方有五：有甘以缓之之方，甘草、糖、蜜之属是也，病在胸膈，取其留恋也。有丸以缓之之方，比之汤散，其行迟慢也。有品件众多之缓方，药众则递相拘制，不得各骋其性也。有无毒治病之缓方，无毒则性纯功缓也。有气味俱薄之缓方，气味薄则长于补上治上，比至其下，药力已衰矣。

必妨心；服干姜以治中，必僭上；服附子以补火，必涸水。从正曰：治上必妨下，治表必违里。用黄芩以治肺，必妨脾；用苁蓉以治肾，

本草纲目

急方,完素曰:味厚者为阴,味薄者为阴中之阳,故味厚则下泄,味薄则通气。气厚者为阳,气薄为阳中之阴,故气厚则发热,气薄则发汗是也。好古曰:治主宜缓,缓则治其本也;治客宜急,急则治其标也。表里汗下,皆有所当缓、所当急。从正曰:急方有四:有急病急攻之急方,中风、关格之病是也。有汤散荡涤之急方,下咽易散而行速也。有毒药之急方,毒性能上涌下泄以夺病势也。有气味俱厚之急方,气味俱厚,直趋于下而力不衰也。

奇方,王冰曰:单方也。从正曰:奇方有二:有独用一物之奇方,病在上而近者宜之。有药合阳数一、三、五、七、九之奇方,宜下不宜汗。完素曰:假如小承气,奇之小方也;大承气、抵当汤,奇之大方也,所谓因其攻下而为之也。桂枝、麻黄,偶之小方也;葛根、青龙,偶之大方也,所谓因其发散而用之也。

偶方,从正曰:偶方有三:有两味相配之偶方;有古之二方相合之偶方,古谓之复方,皆病在下而远者宜之;有药合阴数二、四、六、八、十之偶方,宜汗不宜下。王太仆言:汗药不以偶,则气不足以外发;下药不以奇,则药毒攻而致过。意者下本易行,故单行则力孤而微;汗或难出,故并行则力齐而大乎?而仲景制方,桂枝汗药,反以五味为奇,大承气下药,反以四味为偶,何也?岂临事制宜,复有增损乎?

复方,岐伯曰:奇之不去则偶之,是谓重方。复者,再也,重也。所谓十补一泄,数泄一补也。又伤寒见风脉,伤风得寒脉,为脉症不相应,宜以复方主之。从正曰:复方有三:有二方、三方及数方相合之复方,如桂枝二越婢一汤、五积散之属是也。有本方之外别加余药,如调胃承气加连翘、薄荷、黄芩、栀子为凉膈散之属是也。有分两均齐之复方,如胃风汤各等分之属是也。王太仆以偶为复方,令七方有偶又有复,岂非偶乃二方相合,复乃数方相合之谓乎?

十剂

徐之才曰：药有宣、通、补、泄、轻、重、涩、滑、燥、湿十种，是药之大体，而《本经》不言，后人未述。凡用药者，审而详之，则靡所遗失矣。

宣剂，之才曰：宣可去壅，生姜、橘皮之属是也。杲曰：外感六淫之邪，欲传入里三阴，实而不受，逆于胸中，表分气分窒塞不通，而或哕、或呕，所谓壅也。三阴者，脾也。故必破气药，如姜、橘、藿香、半夏之类，泻其壅塞。从正曰：俚人以宣为泻，又以宣为通，不知十剂之中已有泻与通矣。仲景曰：春病在头，大法宜吐，是宣剂即涌剂也。《经》曰：高者因而越之，木郁则达之。宣者，升而上也，以君召臣曰宣，是矣。凡风痫中风，胸中诸实，痰饮寒结，胸中热郁，上而不下，久则嗽喘满胀、水肿之病生焉，非宣剂莫能愈也。吐中有汗，如引涎、追泪、嚏鼻，凡上行者，皆吐法也。完素曰：郁而不散为壅，必宣以散之，如痞满不通之类是矣。攻其里，则宣者上也，泄者下也。涌剂则瓜蒂、栀子之属是矣。发汗解表亦同。好古曰：《经》有五郁：木郁达之，火郁发之，土郁夺之，金郁泄之，水郁折之，皆宣也。敦曰：宣，扬制曰宣朗，君召臣曰宣唤，臣奉君命宣布上意，皆宣之意也。时珍曰：壅者，塞也；宣者，布也，散也。郁塞之病，不升不降，传化失常，或郁久生病，或病久生郁。必药以宣布敷散之，如承流宣化之意，不独涌越为宣也。是以气郁有余，则香附、抚芎之属以开之；不足，则补中益气以运之。火郁微，则山栀、青黛以散之；甚，则升阳解肌以发之。湿郁微则苍术、白芷之属以燥之；甚，则风药以胜之。痰郁微，则南星、橘皮之属以化之；甚，则瓜蒂、藜芦之属以涌之。血郁微，则桃仁、红花以行之；甚，则或吐或利以逐之。食郁微，则山查、神曲以消之；甚，则上涌下利以去之。皆宣剂也。

本草纲目

通剂，之才曰：通可去滞，通草、防己之属是也。完素曰：留而不行，必通以行之，如水病为痰癖之类。以木通、防己之属攻其内，则留者行也。前后不得溲便，宜木通、海金沙、滑石、茯苓、芫花、甘遂、大戟、牵牛之类是也。从正曰：通者，流通也。湿热之邪留于气分，而为痛痹癃闭者，宜淡味之药，上助肺气下降，通其小便，亦宜通之。时珍曰：湿热之邪留于血分，而为痹痛肿注，二便不通者，宜苦寒之药下引，通其前后，而滞，留滞也。

木通、猪苓之类是也。泄血中之滞，防己之类是也。《经》曰：味薄者通，故淡味之药谓之通剂。

补剂，之才曰：补可去弱，人参、羊肉之属是也。从正曰：人参甘温，能补气虚；羊肉甘热，能补血虚。凡气味与二药同者，皆是也。《经》曰：精不足者，补之以味；形不足者，补之以气。五谷、五菜、五果、五肉，皆补养之物也。时珍曰：《经》云：不足者补之。又云：虚则补其母。五味各补其脏，五脏各有补泻。羊肉补形，人参补气。

上虚、下虚、阴虚、阳虚、气虚、血虚。《经》曰：五脏各有补泻，五味各补其脏，有表虚、里虚、炒盐之咸补心，甘草之甘补脾，五味子之酸补肺，阿胶之补肺血；杜仲之补肾气，熟地黄之补肾血；芎䓖人参之补脾气，白芍药之补脾血，黄芪之补肺气，又如茯神之补心气，生地黄之补心血；生姜之辛补肝，之补肝气，当归之补肝血之类，皆补剂。不特人参、羊肉为补也。

泄剂，之才曰：泄可去闭，葶苈、大黄之属是也。杲曰：葶苈苦寒，气味俱厚，不减大黄，能泄肺中之闭，又泄大肠。大黄走而不守，能泄血闭肠胃渣秽之物。一泄气闭，利小便；一泄血闭，利大便。凡与二药同者，皆然。从正曰：实则泻之，诸痛为实，痛随利减。芒消、大黄、牵牛、甘遂、巴豆之属，皆泻之补肝气，当归之补肝血之类，皆补剂。不特人参、羊肉为补也。

剂也。其催生下乳，磨积逐水，破经泄气，凡下行者，皆下法也。时珍曰：去闭，当作去实。《经》云：

实者泻之，实则泻其子，是矣。五脏五味皆有泻，不独葶苈、大黄也。肝实，泻以芍药之酸；心实，泻以甘草之甘；脾实，泻以黄连之苦；肺实，泻以石膏之辛；肾实，泻以泽泻之咸，是矣。

轻剂，之才曰：轻可去实，麻黄、葛根之属是也。从正曰：风寒之邪，始客皮肤，头痛身热，宜解其表，《内经》所谓轻而扬之也。痈疮疥痤，俱宜解表，汗以泄之，毒以熏之，皆轻剂也。凡熏洗蒸灸，熨烙刺砭，导引按摩，皆汗法也。时珍曰：当作轻可去闭。有表闭、里闭、上闭、下闭。表闭者，风寒伤营，腠理闭密，阳气怫郁，不能外出，而为发热、恶寒、头痛、脊强诸病，宜轻扬之剂发其汗，而表自解也。里闭者，火热郁抑，津液不行，皮肤干闭，而为肌热、烦热、头痛、昏瞀、疮疡诸病，宜轻扬之剂以解其肌，而火自散也。上闭有二：一则外寒内热，上焦气闭，发为咽喉闭痛之症，宜辛凉之剂以扬散之，则闭自开。一则饮食寒冷抑遏阳气在下，发为胸膈痞满闭塞之症，宜扬其清而抑其浊，则痞自泰也。下闭亦有二：有燥热伤肺，金气膹郁，窍闭于上，而膀胱闭于下，为小便不利之症，以升麻之类探而吐之，上窍通而小便自利矣，所谓病在下取之上也。

重剂，之才曰：重可去怯，磁石、铁粉之属是也。从正曰：重者，镇缒之谓也。怯则气浮，如丧神守，而惊悸气上，朱砂、水银、沉香、黄丹、寒水石之伦，皆体重也。久病咳嗽，涎潮于上，形羸不可攻者，以此缒之。《经》云：重者，因而减之，贵其渐也。时珍曰：重剂凡四：有惊则气乱，而魂气飞扬，如丧神守者；有怒则气逆，而肝火激烈，病狂善怒者，并铁粉、雄黄之类以平其肝；有恐则气下，精志失守，如人将捕者，宜磁石、沉香之类；迷惑不宁者，宜朱砂、紫石英之类以镇其心。有神不守舍，而多惊健忘、

本草纲目

类以安其肾。大抵重剂压浮火而坠痰涎，不独治怯也。故诸风掉眩及惊痫痰喘之病，吐逆不止及反胃之病，皆浮火痰涎为害，俱宜重剂以坠之。

滑剂，之才曰：滑可去著，冬葵子、榆白皮之属是也。滑能养窍，故润利也。从正曰：大便燥结，宜麻仁、郁李之类；小便淋沥，宜葵子、滑石之类。完素曰：涩则气著，必滑剂以利之。前后不通，两阴俱闭也，名曰三焦约。约者，束也。宜先以滑剂润养其燥，然后攻之。时珍曰：著者，有形之邪，留著于经络脏腑之间也，便尿、浊带、痰涎、胞胎、痈肿之类是矣。皆宜滑药以引去其留着之物。此与木通、猪苓通以去滞相类而不同。木通、猪苓，淡泄之物，去湿热无形之邪；葵子、榆皮，甘滑之类，去湿热有形之邪。故彼曰泄，此曰著也。大便涩者，菠薐、牵牛之属；小便涩者，车前、榆皮之属；精窍涩者，黄檗、葵花之属；胞胎涩者，黄葵子、王不留行之属，引痰涎自小便去者，则半夏、南星皆辛而涎滑，能泄湿气，通大便，盖辛能润，能走气、能化液也。或萱草根之属，皆滑剂也。半夏、茯苓之属，引疮毒自小便去者，则五叶藤、以为燥物，谬矣。湿去则土燥，非二物性燥也。

涩剂，之才曰：涩可去脱，牡蛎、龙骨之属是也。完素曰：滑则气脱，如开肠洞泄，便溺遗失之类，必涩剂以收敛之。从正曰：寝汗不禁，涩以麻黄根、防风；滑泄不已，涩以豆蔻、枯矾、木贼、罂粟壳；喘嗽上奔，涩以乌梅、诃子。凡酸味同乎涩者，收敛之义也。然此种皆宜先攻其本，而后收之可也。时珍曰：脱者，气脱也，血脱也，精脱也，神脱也。脱则散而不收，故用酸涩温平之药，以敛其耗散。汗出亡阳，精滑不禁，泄痢不止，大便不固，小便自遗，久嗽亡津，皆气脱也。下血不已，崩中暴下，诸大亡血，皆血脱也。牡蛎、龙骨、海螵蛸、五倍子、五味子、乌梅、榴皮、诃黎勒、罂粟壳、莲房、棕灰、赤石脂、

麻黄根之类，皆涩药也。气脱兼以气药，血脱兼以血药及兼气药，气者血之帅也。脱阳者见鬼，脱阴者目盲，此神脱也，非涩药所能收也。

燥剂，之才曰：燥可去湿，桑白皮、赤小豆之属是也。完素曰：湿气淫胜，肿满脾湿，必燥剂以除之，桑皮之属。湿胜于上，以苦吐之，以淡渗之是也。从正曰：积寒久冷，吐利腥秽，上下所出，水液澄彻清冷，此大寒之病，宜姜、附、胡椒辈以燥之。若病湿气，则白术、陈皮、木香、苍术之属除之，亦燥剂也。而黄连、黄檗、栀子、大黄，其味皆苦，苦属火，皆能燥湿，此《内经》之本旨也，岂独姜、附之俦为燥剂乎？故风药可以胜湿，燥药可以除湿，淡药可以渗湿，泄小便可以引湿，利大便可以逐湿，吐痰涎可以祛湿。湿而有热，苦寒之剂燥之；湿而有寒，辛热之剂燥之；不独桑皮、小豆为燥剂也。

地气水湿，袭于皮肉筋骨经络之间，内伤之湿，生于水饮酒食，及脾弱肾强，固不可一例言也。时珍曰：湿有外感，有内伤。外感之湿，雨露岚雾，地气水湿，袭于皮肉筋骨；内伤之湿，生于水饮酒食，及脾胃虚弱。

好古曰：湿有在上、在中、在下、在经、在皮、在里。

《经》云：辛以润之，辛能走气，能化液故也。盐消味虽咸，属真阴之水，诚濡枯之上药也。人有枯涸皴揭之病，非独金化，盖有火以乘之，故非湿剂不能愈。

润剂，之才曰：湿可去枯，白石英、紫石英之属是也。从正曰：湿者，润湿也。虽与滑类，少有不同。时珍曰：湿剂当作润剂。枯者燥也，阳明燥金之化，秋令也。五脏痿弱，荣卫涸流，必湿剂以润之。

揭之病，非独金化，盖有火以乘之，故非湿剂不能愈。

以润之。好古曰：有减气而枯，有减血而枯。

风热怫甚，则血液枯涸而为燥病。上燥则渴，下燥则结，筋燥则强，皮燥则揭，肉燥则裂，骨燥则枯，肺燥则痿，肾燥则消。凡麻仁、阿胶膏润之属，皆润剂也。养血，则当归、地黄之属；生津，则麦门冬、栝楼根之属；益精，则苁蓉、枸杞之属。若但以石英为润药则偏矣，古人以服石为滋补故尔。

本草纲目

刘完素曰：制方之体，欲成七方、十剂之用者，必本于气味也。寒、热、温、凉，四气生于天；酸、苦、辛、咸、甘、淡，六味成乎地。是以有形为味，无形为气。气为阳，味为阴。阳气出上窍，阴味出下窍。气化则精生，味化则形长。故地产养形，形不足者温之以气；天产养精，精不足者补之以味。辛甘发散为阳，酸苦涌泄为阴；咸味涌泄为阴，淡味渗泄为阳。辛散、酸收、甘缓、苦坚、咸软，各随五脏之病，而制药性之品味。故方有七，剂有十。方不七，不足以尽方之变；剂不十，不足以尽剂之用。方不对症，非方也；剂不蠲疾，非剂也。此乃太古先师，设绳墨而取曲直；叔世方士，乃出规矩以为方圆。夫物各有性，制而用之，变而通之，施于品剂，其功用岂有穷哉。如是，有因其性为用者，有因其所胜而为制者，有气同而相求者，有气相克则相制者，有质同而性异者，有名异而实同者。故蛇之性上窜而引药，蝉之性外脱而退翳，虻饮血而用以治血，鼠善穿而用以治漏，所谓因其性而为用者如此。弩牙速产，以机发而不括也；杵糠下噎，所谓因其用而为使者如此。浮萍不沉水，可以胜酒；独活不摇风，可以治风，所谓因其所胜而为制也如此。麻，木谷而治风；豆，水谷而治水，所谓气相同则相求者如此。牛，土畜，乳可以止渴疾；豕，水畜，心可以镇恍惚，所谓因其气相感则以意使者如此。熊肉振羸，兔肝明视，所谓其气有余补不足也如此。鲤之治水，鹜之利水，所谓因其气相感则以意使者如此。蜜成于蜂，蜜温而蜂寒；油生于麻，麻温而油寒，兹同质而异性也。鳌芫生于芎藭，蓬蘽生于覆盆，兹名异而实同者也。所以如此之类，不可胜举。故天地赋形，不离阴阳，形色自然，皆有法象。毛羽之类，生于阳而属于阴；鳞甲之类，生于阴而属于阳。空青法木，色青而主肝；丹砂法火，色赤而主心；云母法金，色白而主肺；慈石法水，色黑而主肾；黄石脂法土，色黄而主脾。故触类而长之，莫不有自然

本草纲目

之理也。欲为医者，上知天文，下知地理，中知人事，三者俱明，然后可以语人之疾病；不然，则如无目夜游，无足登涉，动致颠殒，而欲愈疾者，未之有也。

雷敩《炮炙论》序曰：若夫世人使药，岂知自有君臣；既辨君臣，宁分相制。只如枝毛（今盐草也）沾溺，立销斑肿之毒；象胆挥粘，乃知药有情异。鲑鱼插树，立便干枯；用狗胆涂（以犬胆灌之，插鱼处，立如故也），却当荣盛。无名（无名异形似玉，仰面又如石炭味别）止楚，截指而似去甲毛；圣石开盲，明目而如云离日。当归止血破血，头尾效各不同（头止血，尾破血）；蕤子熟生，足睡不眠立据。弊箅淡卤（常使者甑中箅，能淡盐味）；如酒沾交（今蜜枳缴枝，又云交加枝）。铁遇神砂，如泥似粉；石经鹤粪，化作尘飞。断弦折剑，遇鸾血炼作胶，粘折处，铁物永不断）；海竭江枯，投游波（燕子是也）而立泛。令铅拒火，须仗修天（今呼为补天石）；如要形坚，岂忘紫背（有紫背天葵，如常食葵菜，只是背紫面青，能坚铅形）。留砒住鼎，全赖宗心（别有宗心草，今呼石竹，可长三尺已来，叶恐误。其草出欤州，生处多虫兽）；雌得芹花，立便成庚（其草名赤须，今呼为虎须草是，用煮上黄斑色，味苦涩，堪用，煮雌黄立住火）。砒遇赤须，粘水，水中火生；木留金鼎，水中生火，非猾髓而莫能（海中有兽名曰猾，以髓入在油中，粘水，水中火生）；硇砂即生火，勿于屋下收）；长齿生牙，赖雄鼠之骨末（其齿若年多不生者，取雄鼠脊骨，作末，揩折处，齿立生如故）。发眉堕落，涂半夏而立生（眉发堕落者，以生半夏茎捣之取涎，涂发落处。立生）；目辟眼睫，有五花而自正（五加皮，其叶有雄雌，三叶为雄，五叶为雌，须使五叶者，作末，酒浸饮之，其目睫者正）。脚生肉朕，褪系箬根（脚有肉朕者，取莨箬根于褪带上系之，感应永不痛）；囊皱漩

本草纲目

多，夜煎竹木（多小便者，夜煎萆薢一两服之，永不夜起也）。体寒腹大，全赖鸬鹚，米饮调鸬鹚末服，立愈如故也）；血泛经过，饮调瓜子（甜瓜子内仁捣作末，去油，饮调之，立绝）。咳逆数数，酒服熟雄（天雄泡过，以酒调一钱服，立定也）；遍体疹风（附子旁生者为侧子，作末冷酒服，立瘥也）。阳虚泻痢，须假草零（捣五倍子作末，以熟水下之，立止也）；久渴心烦，宜投竹沥。除症去块，全仗消硇（消、硇，即硇砂、消石二味，于乳钵中研作粉，同煅了，酒服，神效也）；益食加筋，须煎芦朴（不食者，煎逆水芦根并厚朴二味，汤服）。强筋健骨，须是苁鳝（苁蓉并鳝鱼二味作末，以黄精汁丸。服之。可力倍常也。出《乾宁记》中）；驻色延年，精蒸神锦（黄精自然汁拌细研神锦，于柳木甑中蒸七日了，以木蜜丸服。颜貌可如幼女之容色也）。知疮所在，口点阴胶（阴胶，即是甑中气垢，少许于口中，可知脏腑所起，直至住处知痛，乃可医也）；产后肌浮，甘皮酒服（产后肌浮，酒服甘皮立愈）。口疮舌圻，立愈黄苏（口疮舌圻，以根黄涂酥炙作末，含之，立瘥）；脑痛欲亡，鼻投消末（头痛者，以消石作末内鼻中，立止）；心痛欲死，速觅延胡（以延胡索作散，酒服之，立愈）。如斯百种，是药之功。某忝遇明时，谬看医理，虽寻圣法，难可穷微。略陈药饵之功能，岂溺仙人之要术，其制药炮、熬、煮、炙，不能记年月哉？欲审元由，须看海集。某不量短见，直录炮、熬、煮、炙，列药制方，分为上、中、下三卷，有三百件名，具陈于后。

气味阴阳

《阴阳应象论》曰：积阳为天，积阴为地。阴静阳躁，阳生阴长，阳杀阴藏。阳化气，阴成形。阳为气，

阴为味。味归形，形归气，气归精，精归化，精食气，形食味，化生精，气生形。味伤形，气伤精，精化为气，气伤于味。阴味出下窍，阳气出上窍。清阳发腠理，浊阴走五脏；清阳实四肢，浊阴归六腑。味厚者为阴，薄者为阴中之阳；气厚者为阳，薄者为阳中之阴。味厚则泄，薄则通；气薄则发泄，厚则发热。辛甘发散为阳，酸苦涌泄为阴；咸味涌泄为阴，淡味渗泄为阳。六者或收或散，或缓或急，或润或燥，或软或坚，以所利而行之，调其气，使之平也。元素曰：清之清者发腠理，清之浊者实四肢。浊之清者走五脏，浊之浊者归六腑，浊之清者养五脏。附子气厚，为阳中之阳；大黄味厚，为阴中之阴。茯苓气薄，为阳中之阴，所以利小便，入手太阳，不离阳之体也；麻黄味薄，为阴中之阳，所以发汗，入手太阴，不离阴之体也。气味各有厚薄，故性用不同。宗奭曰：天地既判，生万物者五气耳。五气定位，则五味生。故曰，寒气坚，故其味可用以软；热气软，故其味可用以坚；风气散，故其味可用以收；燥气收，故其味可用以散。土者冲气之所生，冲气则无所不和，故其味可用以缓。气坚则壮，故苦可以养气。脉软则和，故咸可以养脉。骨收则强，故酸可以养骨。筋散则不挛，故辛可以养筋。肉缓则不壅，故甘可以养肉。坚之，而后可以软；收之，而后可以散。欲缓则用甘，不欲则弗用，用之不可太过，太过亦病矣。古之养生治疾者，必先通乎此，否则能已人之疾者，盖寡矣。

李杲曰：夫药有温、凉、寒、热之气，辛、甘、淡、酸、苦、咸之味也。升、降、浮、沉之相互，厚、薄、阴、阳之不同。一物之内，气味兼有；一药之中，理性具焉。或气一而味殊，或味同而气异。气象天，

本草纲目

第一卷 序例

温热者，天之阳；凉寒者，天之阴。天有阴、阳、风、寒、暑、湿、燥、火，三阴、三阳，上奉之也。味象地，辛、甘、淡者，地之阳；酸、苦、咸者，地之阴；地有阴、阳、金、木、水、火、土，生、长、化、收、藏，下应之也。气味薄者，轻清成象，本乎天者亲上也。气味厚者，重浊成形，本乎地者亲下也。好古曰：本草之味有五，气有四。然一味之中有四气，如辛味则石膏寒、桂附热、半夏温、薄荷凉之类是也。夫气者天也，温热天之阳，寒凉天之阴；阳则升，阴则降。味者地也，辛、甘、淡、地之阳，酸、苦、咸，地之阴；阳则浮，阴则沉。有使气者，使味者，气味俱使者，先使气而后使味者，先使味而后使气者。有一物一味者，一物二味者，一物三味者。或生熟异气味，或根苗异气味，或凉多而成寒，或热多而成热，或寒热各半而成温。或热者多，寒者少，寒不为之寒；或寒者多，热者少，热不为之热。可一途而取也。或寒热各半，昼服则从热之属而升，夜服则从寒之属而降；或晴则从热，阴则从寒，变化不一如此。况四时六位不同，五运六气各异，可以轻用为哉。

《六节脏象论》云：天食人以五气，地食人以五味。五气入鼻，藏于心肺，上使五色修明，音声能彰。五味入口，藏于肠胃，味有所藏，以养五气，气和而生，津液相成，神乃自生。又曰：形不足者，温之以气；精不足者，补之以味。王冰曰：五气者，燥气凑肝，焦气凑心，香气凑脾，腥气凑肺，腐气凑肾也。心荣色，肺主音，故气藏于心肺，而明色彰声也。气为水之母，故味藏于肠胃而养五气。

孙思邈曰：精以食气，气养精以荣色；形以食味，味养形以生力。精顺五气以灵，形受五味以成。若食气相反则伤精，食味不调则损形。是以圣人先用食禁以存生，后制药物以防命，气味温补以存精形。

五味宜忌

岐伯曰：木生酸，火生苦，土生甘，金生辛，水生咸。辛散，酸收，甘缓，苦坚，咸软。毒药攻邪，五谷为养，五果为助，五畜为益，五菜为充，气合而服之，以补精益气。此五味各有所利，四时五脏，病随所宜也。又曰：阴之所生，本在五味；阴之五宫，伤在五味。骨正筋柔，气血以流，腠理以密，骨气以清，长有天命。又曰：圣人春夏养阳，秋冬养阴，以从其根，二气常存（春食凉，夏食寒，以养阳；秋食温，冬食热，以养阴）。

五欲，肝欲酸，心欲苦，脾欲甘，肺欲辛，肾欲咸，此五味合五脏之气也。

五宜，青色宜酸，肝病宜食麻、犬、李、韭。赤色宜苦，心病宜食麦、羊、杏、薤。黄色宜甘，脾病宜食粳、牛、枣、葵。白色宜辛，肺病宜食黄黍、鸡、桃、葱。黑色宜咸，肾病宜食大豆、黄卷、猪、栗、藿。

五禁，肝病禁辛，宜食甘：粳、牛、枣、葵。心病禁咸，宜食酸：麻、犬、李、韭。脾病禁酸，宜食咸：大豆、豕、栗、藿。肺病禁苦，宜食苦：麦、羊、杏、薤。肾病禁甘，宜食辛：黄黍、鸡、桃、葱。思邈曰：春宜省酸增甘以养脾，夏宜省苦增辛以养肺，秋宜省辛增酸以养肝，冬宜省咸增苦以养心，四季宜省甘增咸以养肾。时珍曰：五欲者，五味入胃，喜归本脏，有余之病，宜本味通之。五禁者，五脏不足之病，畏其所胜，而宜其所不胜也。

五走，酸走筋，筋病毋多食酸，多食令人癃。酸气涩收，脬得酸而缩卷，故水道不通也。苦走骨，骨病毋多食苦，多食令人变呕。苦入下脘，三焦皆闭，故变呕也。甘走肉，肉病毋多食甘，多食令人悗心。

本草纲目

五味偏胜

岐伯曰：五味入胃，各归所喜。酸先入肝，苦先入心，甘先入脾，辛先入肺，咸先入肾。久而增气，物化之常；气增而久，夭之由也。王冰曰：入肝为温，入心为热，入肺为清，入肾为寒，入脾为至阴，而四气兼之，皆为增其味而益其气。故各从本脏之气，久则从化。故久服黄连、苦参反热，从苦化也。余味仿此。气增不已，则脏气偏胜，必有偏绝；脏有偏绝，必有暴夭。是以药不具五味，不备四气，而久服之，虽暂获胜，久必致夭。故绝粒服饵者，必无五味资助也。杲曰：一阴一阳之谓道，偏阴偏阳之谓疾。阳剂刚胜，积若燎原，为消、狂、痈疽之属，则天癸竭而荣涸。阴剂柔胜，积若凝水，为洞泄、寒中之病。有所偏助，令人脏气不平，夭之由也。则真火微而卫散。故大寒、大热之药，当从权用之，气平而止。

甘气柔润，胃柔则缓，缓则虫动，故悗心也。辛走气，气病毋多食辛，多食令人洞心。辛走上焦，与气俱行，久留心下，故洞心也。咸走血，血病毋多食咸，多食令人渴。血与咸相得则凝，凝则胃汁注之，故咽路焦而舌本干。《九针论》作咸走骨，骨病毋多食咸。苦走血，血病毋多食苦。

五伤，酸伤筋，辛胜酸。苦伤气，咸胜苦。甘伤肉，酸胜甘。辛伤皮毛，苦胜辛。咸伤血，甘胜咸。

五过，味过于酸，肝气以津，脾气乃绝，肉胝䐢伤而唇揭。味过于辛，筋脉沮弛，精神乃央，筋急而爪枯。味过于甘，心气喘满，色黑，肾气不平，骨痛而发落。味过于苦，脾气不濡，胃气乃厚，皮槁而毛拔。味过于咸，大骨气劳，短肌，心气抑，脉凝涩而变色。时珍曰：五走五伤者，本脏之味自伤也，即阴之五宫，伤在五味也。五过者，本脏之味伐其所胜也，即脏气偏胜也。

标本阴阳

李杲曰：夫治病者，当知标本。以身论之，外为标，内为本，阳为标，阴为本。故六腑属阳为标，五脏属阴为本；脏腑在内为本，十二经络在外为标。而脏腑、阴阳、气血、经络，又各有标本焉。以病论之，先受为本，后传为标。故百病必先治其本，后治其标。有中满及病大小便不利，则无问先后标本，必先治满及大小便，为其急也。故曰：缓则治其本，急则治其标。又从前来者，为实邪；后来者，为虚邪。实则泻其子，虚则补其母。假如肝受心火，为前来实邪，当于肝经荥穴泻心火，于心经荥穴以泻心火，为先治其标，后治其本。又如肝受肾水为虚邪，当于肾经井穴以补肝木，后于肝经合穴以泻肾水，为先治其本，后治其标。用药则入肝之药为君，泻心之药为佐；用药则入肾之药为引，补肝之药为君。《经》云：本而标之，先治其本，后治其标；标而本之，先治其标，后治其本是也。

升降浮沉

李杲曰：药有升、降、浮、沉、化、生、长、收、藏、成，以配四时。春升，夏浮，秋收，冬藏，土居中化。是以味薄者，升而生；气薄者，降而收；气厚者，浮而长；味厚者，沉而藏；气味平者，化而成。但言补之以辛、甘、温、热及气味之薄者，即助春夏之升浮，便是泻秋冬收藏之药也。但言补之以酸、苦、咸、寒及气味之厚者，即助秋冬之降沉，便是泻春夏生长之药也。在人之身，肝心是矣。在人之身，肺肾是矣。淡味之药，渗即为升，泄即为降，佐使诸药者也。用药者，循此则生，逆此则死；纵令不死，亦危困矣。

本草纲目

王好古曰：升而使之降，须知抑也；沉而使之浮，须知载也。辛散也，而行之也横；甘发也，而行之也上；苦泄也，而行之也下；酸收也，其性缩，咸软也，其不同如此。鼓掌成声，沃火成沸，二物相合，象在其间矣。五味相制，四气相和，其变可轻用哉。本草不言淡味、凉气，亦缺文也。

味薄者升：甘平、辛平、辛微温、微苦平之药是也。

气薄者降：甘寒、甘凉、甘淡、寒凉、酸温、酸平、咸平之药是也。

气厚者浮：甘热、辛热之药是也。

味厚者沉：苦寒、咸寒之药是也。

气味平者，兼四气四味：甘平、甘温、甘凉、甘辛平、甘微苦平之药是也。

李时珍曰：酸咸无升，甘辛无降，寒无浮，热无沉，其性然也。而升者引之以咸寒，则沉而直达下焦；沉者引之以酒，则浮而上至颠顶。此非窥天地之奥而达造化之权者，不能至此。一物之中，有根升、梢降，生升、熟降，是升降在物亦在人也。

四时用药例

李时珍曰：《经》云：必先岁气，毋伐天和。又曰：升降浮沉则顺之，寒热温凉则逆之。故春月宜加辛温之药，薄荷、荆芥之类，以顺春升之气；夏月宜加辛热之药，香薷、生姜之类，以顺夏浮之气；长夏宜加甘苦辛温之药，人参、白术、苍术、黄檗之类，以顺化成之气；秋月宜加酸温之药，芍药、乌梅之类，以顺秋降之气；冬月宜加苦寒之药，黄芩、知母之类，以顺冬沉之气，所谓顺时气而养天和也。《经》又云：

春省酸、增甘以养脾气，夏省苦、增辛以养肺气，长夏省甘、增咸以养肾气，秋省辛、增酸以养肝气，冬省咸、增苦以养心气。此则既不伐天和，而又防其太过，所以体天地之大德也。昧者，舍本从标，春用辛凉以伐木，夏用咸寒以抑火，秋用苦温以泄金，冬用辛热以涸水，谓之时药。殊背《素问》逆顺之理，以夏月伏阴，冬月伏阳，推之可知矣。虽然岁有四时，病有四时，或春得秋病，夏得冬病，神而明之，机而行之，变通权宜，又不可泥一也。王好古曰：四时总以芍药为脾剂，苍术为胃剂，柴胡为时剂，十一脏皆取决于少阳，为发生之始故也。凡用纯寒、纯热之药，及寒热相杂，并宜用甘草以调和之，惟中满者禁用甘尔。

五运六淫用药式

厥阴司天（巳亥年），风淫所胜，平以辛凉，佐以苦甘，以甘缓之，以酸泻之（王注云：厥阴气未为盛热，故以凉药平之）。清反胜之，治以酸温，佐以甘苦。

少阴司天（子午年），热淫所胜，平以咸寒，佐以苦甘，以酸收之。寒反胜之，治以甘温，佐以苦酸辛。

太阴司天（丑未年），湿淫所胜，平以苦热，佐以酸辛，以苦燥之，以淡泄之。湿上甚而热，治以苦温，佐以甘辛，以汗为故（身半以上，湿气有余，火气复郁，则宜解表流汗而祛之也）。热反胜之，治以苦寒，佐以苦酸。

少阳司天（寅申年），火淫所胜，平以酸冷，佐以苦甘，以酸收之，以苦发之，以酸复之（热气已退，时发动者，是为心虚气散不敛，以酸收之，仍兼寒助，乃能除根。热见太甚，则以苦发之。汗已便凉，是

邪气尽；汗已犹热，是邪未尽，则以酸收之，已汗又热，又汗复热，是脏虚也，则补其心可也）。寒反胜之，治以甘热，佐以苦辛。

阳明司天（卯酉年），燥淫所胜，平以苦温，佐以酸辛，以苦下之（制燥之法以苦温。宜下必以苦，宜补必以酸，宜泻必以辛）。热反胜之，治以辛寒，佐以苦甘。

太阳司天（辰戌年），寒淫所胜，平以辛热，佐以甘苦，以咸泻之。热反胜之，治以咸冷，佐以苦辛。

厥阴在泉（寅申年），风淫于内，治以辛凉，佐以苦甘，以甘缓之，以辛散之（风喜温而恶清，故以辛凉胜之。木苦急，以甘缓之。木苦抑，以辛散之）。清反胜之，治以酸温，佐以苦甘，以辛平之。

少阴在泉（卯酉年），热淫于内，治以咸寒，佐以甘苦，以酸收之，以苦发之（热性恶寒，故以咸寒热甚于表，以苦发之；不尽，复寒制之；寒制不尽，复苦发之，以酸收之。甚者再方，微者一方，可使必已。时发时止，亦以酸收之）。寒反胜之，治以甘热，佐以苦辛，以咸平之。

太阴在泉（辰戌年），湿淫于内，治以苦热，佐以酸淡，以苦燥之，以淡泄之（湿与燥反，故以苦热性柔软以制之。以酸收其散气）。大法须汗者，以辛佐之）。寒反胜之，治以甘热，佐以苦辛，以咸平之。

少阳在泉（巳亥年），火淫于内，治以咸冷，佐以苦辛，以酸收之，以苦发之（火气大行于心腹，咸性柔软以制之。以酸收其散气）。寒反胜之，治以甘热，佐以苦辛，以咸平之。

阳明在泉（子午年），燥淫于内，治以苦温，佐以甘辛，以苦下之（温利凉性，故以苦下之）。热反胜之，治以辛寒，佐以苦甘，以酸平之，以和为利。

太阳在泉（丑未年），寒淫于内，治以甘热，佐以苦辛，以咸泻之，以辛润之（以热治寒，是为摧胜，折其气也）。热反胜之，治以咸冷，佐以甘辛，以苦平之。

李时珍曰：司天主上半年，天气司之，故六淫谓之所胜，上淫于下也，故曰平之。在泉主下半年，地气司之，故六淫谓之于内，外淫于内也，故曰治之。当其时而反得胜己之气者，谓之反胜。其六气胜复主客，证治病机甚详，见《素问·至真要大论》，文多不载。

五脏五味补泻

肝　苦急，急食甘以缓之（甘草），以酸泻之（赤芍药），实则泻子（甘草）。肝欲散，急食辛以散之（川芎），以辛补之（细辛），虚则补母（地黄、黄檗）。

心　苦缓，急食酸以收之（五味子），以甘泻之（甘草、参、芪），实则泻子（甘草）。心欲软，急食咸以软之（芒消），以咸补之（泽泻），虚则补母（生姜）。

脾　苦湿，急食苦以燥之（白术），以苦泻之（黄连），实则泻子（桑白皮）。脾欲缓，急食甘以缓之（炙甘草），以甘补之（人参），虚则补母（炒盐）。

肺　苦气上逆，急食苦以泄之（诃子），以辛泻之（桑白皮），实则泻子（泽泻）。肺欲收，急食酸以收之（白芍药），以酸补之（五味子），虚则补母（五味子）。

肾　苦燥，急食辛以润之（黄檗、知母），以咸泻之（泽泻），实则泻子（芍药）。肾欲坚，急食苦

本草纲目

以坚之（知母），以苦补之（黄檗），虚则补母（五味子）

张元素曰：凡药之五味，随五脏所入而为补泻，亦不过因其性而调之。酸入肝，苦入心，甘入脾，辛入肺，咸入肾。辛主散，酸主收，甘主缓，苦主坚，咸主软。辛能散结润燥，致津液，通气；酸能收缓敛散；甘能缓急调中；苦能燥湿坚软；咸能软坚；淡能利窍。李时珍曰：甘缓、酸收、苦燥、辛散、咸软、淡渗，五味之本性，一定不变者也；其或补或泻，则因五脏四时而迭相施用者也。此特洁古张氏因《素问》饮食补泻之义，举数药以为例耳，学者宜因意而充之。

第二卷 主治

诸风

（有中脏、中腑、中经、中气、痰厥、痛风、破伤风、麻痹）

【吹鼻】皂荚末　细辛末　半夏末　梁上尘　葱茎插鼻耳

【熏鼻】巴豆烟　蓖麻烟　黄芪汤

【擦牙】白梅肉　南星末　蜈蚣末　苏合丸　白矾　盐　龙脑南星

【吐痰】藜芦或煎，或散。皂荚末酒服。食盐煎汤。人参芦或煎，或散。瓜蒂、赤小豆齑汁调服。莱菔子擂汁。桔梗芦为末，汤服二钱。牙皂、莱菔子为末，煎服。附子尖研末，茶服。牛蒡子末羌活，酒服。常山末水煎。醋、蜜和服。胆矾末醋灌。牙皂、生矾末水服。大虾煮熟食虾饮汁，探吐。苦茗茶探吐。石绿醋糊为丸，每化一丸。砒霜研末，汤服少许。地松捣汁。豨莶捣汁。离扈草汁。芭蕉油汁。石胡荽汁。三白草汁。苏方木煎酒，调乳香末二钱服。治男女中风口噤，立吐恶物出。橘红一斤，熬逆流水一碗服，乃吐痰圣药也。

【贴喝】南星末姜汁调贴。蓖麻仁捣贴。炒石灰醋调贴。乌头末龟血调贴。鸡冠血、蜗牛捣贴。生鹿肉切贴。鲇鱼尾切贴。皂荚末醋调贴。伏龙肝鳖血调贴。鳝鱼血、蛞蝓捣贴。寒食面醋贴。桂末水调贴。马膏、桂酒、大麦面栝楼汁调。蟹膏贴。衣鱼摩之。蜘蛛向火摩之。牛角鳃炙，熨。水牛鼻火炙，熨之。大蒜膏贴合谷穴。巴豆贴手掌心。

本草纲目

第二卷 主治

【各经主治】藁本手太阳。羌活足太阳。白芷手阳明。葛根足阳明。黄芪手少阳。柴胡足少阳。防风手太阴。升麻足太阴。细辛手少阴。独活足少阴。芎藭手足厥阴。

【发散】麻黄发散贼风、风寒、风热、风湿、身热、麻痹不仁。熬膏，服之，治风病取汗。荆芥散风热，祛表邪，清头目，行淤血，主贼风、顽痹、㖞斜。同薄荷熬膏服，治偏风。研末，童尿、酒服，治产后中风，神效。薄荷治贼风，散风热、风寒，利关节，发毒汗，为小儿风涎要药。葛根发散肌表风寒、风热，止渴。白芷解利阳明及肺经风寒风热，皮肤风痹瘙痒，利九窍。表汗不可缺之。升麻发散阳明风邪。葱白散风寒、风热、风湿、身痛。生姜散风寒、风湿。桂枝治一切风冷、风湿，骨节挛痛，解肌，开腠理，抑肝气，扶脾土，熨阴痹。黄荆根治肢体诸风、心风、头风，解肌发汗。铁线草治男女诸风，产后风，发出粘汗。水萍治热毒，风湿麻痹，左瘫右痪，三十六风，蜜丸，酒服，取汗；治风热瘙痒，煎水，浴取汗。

【风寒风湿】〔草部〕羌活一切风寒、风湿，不问久新，透关利节，为太阳、厥阴，少阴要药。防风三十六般风，去上焦风邪，头目滞气，经络留湿，周身骨节痛，除风去湿仙药。藁本一百六十恶风，头面身体风湿，手足弹曳。石菖蒲浸酒服，治三十六风、一十二痹，主骨痿，丸服。治中风湿痹，不能屈伸。豨莶治肝肾风气，麻痹瘫缓诸病。九蒸九晒，丸服。枲耳大风湿痹，毒在骨髓。为末，水服，或丸服。百日病出，如丹如疥，如驳起皮。亦可酿酒。牛蒡根风毒缓弱，浸酒服。老人中风，口目瞤动，风湿久痹，筋挛骨痛，一二十年风疾病。茵陈蒿风湿挛缩，酿酒服；浴风痹。白术逐风湿，舌本强，消痰益胃。苍术大风顽痹，筋骨软弱，散风除湿，解郁。汁，酿酒，治一切风湿筋骨痛。车前子、水蓼、陆英、飞廉、忍冬、坐拿草、蒴藋、伏牛花、石南藤、百灵藤酒。青藤酒。钩吻并主风邪湿痹，骨痛拘挛。防己中风、湿，

不语拘挛，口目喎斜，泻血中湿热。茵芋年久风湿痹痛，拘急软弱。艾叶灸诸风口噤，浴风湿麻痹。

子诸风冷气失音，头面游风，足弱无力。风喎，同僵蚕、全蝎研末，酒服。附子、乌头、天雄并主风湿痰气麻痹，拘挛不遂。通经络，开气道，燥湿痰。草乌头恶风冷痰瘫缓，年久麻痹。芫花毒风冷痰，四肢拘挛。

羊踯躅贼风走皮中，淫淫痛。风湿痹痛，不遂言蹇，酒蒸为末，牛乳酒服，亦效。蓖麻子油酒煮，日服，

治偏风不遂。作膏，通关，拔风邪出外。〔谷菜〕大豆炒焦，投酒中饮，主风痹瘫缓，口噤口喎，破伤中风，

产后风痉头风。煮食，治湿痹膝痛。醋蒸卧，治四肢挛缩。豆豉浸酒，治膝挛不遂，骨痛。大豆黄卷、巨

胜酿酒，治风痹痛。麻仁骨髓风毒，痛不能动。炒香，浸酒饮。蜀椒大风肉枯，生虫游走，痹痛死肌，寒热，腰脚

麦麸醋蒸，熨风湿痹痛。薏苡久风湿痹，筋急拘挛，亦煮酒服。茄子腰脚风血积冷，筋挛痛，煎汁熬膏，

入粟粉、麝香、朱砂，丸服。〔果木〕秦椒治风湿痹。麻勃一百二十种恶风，黑色遍身苦痹挛。

不遂。散寒除湿。为丸。吴茱萸煎酒，治顽风痹痒。同姜、豉煎酒，冷服，取汗，治贼风口喎不语。柏叶

酿酒。松节酒。秦皮风寒湿痹。五加皮名追风使，治一切风湿，痿痹挛急。宜酿酒。皂荚通关节，搜肝风，

泻肝气。蔓荆实除贼风，搜肝气，筋骨间寒湿痹，头旋脑鸣。栾荆子大风，诸风不遂。〔虫部〕蚕砂风缓

顽痹不随，炒，浸酒服，亦蒸熨。蝎半身不遂，抽掣，口目喎斜，研入麝香，酒服。竹虱半身不遂，同麝

香浸酒服，出汗。〔鳞介〕守宫中风瘫缓，同诸药煎服。鲮鲤甲中风瘫缓，寒热风痹，及风湿强直，痛不

可忍。乌蛇酒。白花蛇酒。蚺蛇酒。并主贼风，顽痹痛痒，大风，疮癣有虫。鳝鱼逐十二风邪湿气。作臛，

取汗。水龟酿酒，主大风缓急拘挛，煮食，除风痹通。〔禽部〕鸡屎白炒研，豆淋酒服。主风寒湿痹，口噤，

不省人事。五灵脂散血活血，引经有功。瘫缓，热酒服二钱。风冷痹痛，同乳、没、川乌，丸服。雁肪

本草纲目

鹅鹕油主风痹,透经络,引药气入内。〔兽部〕羊脂贼风痿痛肿痛,彻毒气,引药入内。熊脂风痹。青羖羊角炒,研,酒服,治风痰恍惚,闷绝复苏。驴毛骨中一切风,炒黄,浸酒服,狸骨一切游风。羊胫骨酒。虎胫骨酒,并主诸风注痛。〔金石〕雄黄除百节中大风,搜肝气。金牙石一切腰脚不遂,火煅,酒淬饮。河砂风湿顽痹,冷风瘫缓。晒热,坐之,冷即易,取汗。鼠壤土蒸,熨中风冷痹,偏枯死肌。

【风热湿热】〔草部〕甘草泻火,利九窍百脉。黄芩 黄连 菊花 秦艽并治风热,湿热。玄参 大青 苦参 白鲜皮 白头翁 白英 青葙子 败酱 桔梗并治风热。大黄荡涤湿热,下一切风热。柴胡治湿痹拘挛,平肝胆、三焦、包络相火,少阳寒热必用之药。升麻去皮肤、肌肉风热。白薇暴中风,身热腹满,忽忽不知人。龙葵治风消热,令人少睡。麦门冬清肺火,止烦热。天门冬风湿偏痹,及热中风。牡丹皮寒热中风瘛疭,惊痫烦热,手足少阴、厥阴四经伏火。钓藤肝风心热,大人头眩,小儿十二惊痫。紫葳及茎叶热风游风风刺。蒴藋诸风瘙痒,大便结。〔谷果〕胡麻久食不生风热,风病人宜食之。绿豆浮风、风疹。白扁豆行风气,除湿热。茶茗中风昏愦,多睡。梨汁除风热不语。叶亦作煎。〔木部〕槐实气热烦闷。枝酿酒,治大风痿痹。白皮治中风,皮肤不仁,身直,不得屈伸。煎酒及水服。胶一切风热,口噤筋挛,四肢不收,顽痹,周身如虫行。侧柏叶凡中风不省,口噤,手足弹曳。便取一握,同葱白捣,酒煎服,能退风和气,不成废人。花桑枝炒香,煎饮,治风气拘挛,身体风疹;久服,终身不患偏风。叶煎酒,治一切风;蒸罨,风痛,出汗。白杨皮风缓弱,毒气在皮肤中。浸酒服。皂荚子疏导五脏风热,丸服,治腰脚风痛不能行。栀子去热毒风,除烦闷。黄檗皮肾经风热。地骨皮肾家风湿痹。柽叶远近一切风,煎汁,和竹沥服。蒸罨,风痛,出汗。白杨皮风缓弱,毒气在皮肤中。浸酒服。皂荚子疏导五脏风热,丸服,治腰脚风痛荆沥除风热,开经络,导痰涎。日饮之。竹沥暴中风痹,大热烦闷,失音不语,子冒风痉,破伤风噤。养

血清痰。并宜同姜汁饮之。竹叶痰热，中风不语，烦热。天竹黄诸风热，痰涎，失音不语。〔虫兽〕蝉花一切风热瘙痒。犀角大热风毒，氍氉烦闷，中风失音。羚羊角一切热毒、风湿注伏在骨间，及毒风卒死，子痫痓疾。〔金石〕石膏风热烦躁。铁华粉平肝，除风热。铁落 劳铁 赤铜并除贼风反折。烧赤，浸酒饮，

【痰气】〔草部〕天南星中风、中气、痰厥，不省人事，同木香煎服；诸风口噤，同苏叶、生姜，煎服。半夏消痰除湿；痰厥中风，同甘草、防风，煎服。前胡化痰热，下气散风。旋覆花风气湿痹，胸上痰结，留饮；中风壅滞，蜜丸服。香附子心肺虚气，客热，行肝气，升降诸气，煎汤，浴风疹。木香中气不省人事，研末，服之，行肝气，调诸气。藿香升降诸气。苏叶散风寒，行气利肺。苏子治腰脚中湿风结气，治风，顺气、化痰，利膈，宽肠。煮粥食，治风寒湿痹，四肢挛急，不能践地。玄胡索除风治气，活血通经络。兰叶浴风痛，俗名风药。大戟 甘遂并治经络痰饮留滞，麻痹隐痛，牵引走注。威灵仙治诸风，宣通五脏。研末，服之，行肝气，调诸气。牵牛子除风毒，下一切壅滞。〔果木〕杏仁头面风气，往来烦热，散风降气化痰；去冷滞痰水，利腰膝。陈橘皮理气除湿痰。枳实 枳壳大风在皮肤中如麻豆，苦逐日生吞，治偏风不遂，失音不语，肺中风热。痒麻木，破气胜湿化痰。枳茹渍酒服，治中风身直，及口僻目斜。槟榔除一切风，宣利脏腑。乌药治中风中气，气顺则风散，气降则痰下。龙脑香入骨治骨痛，散经络壅滞。苏合香安息香通诸窍脏腑，一切不正之气。〔虫兽〕麝香入骨，治风在骨髓。中风不省，香油灌二钱。白僵蚕散风痰。口噤发汗，并一切风痓，风疹。〔金石〕铅霜坠中风痰湿。矾石除风消痰。

【血滞】〔草部〕当归 芎䓖并主一切风，一切气，一切虚。破恶血，养新血。蜜丸服，治风痰，行气解郁。丹参除风邪留热，骨节痛，四肢不遂。破宿血，生新血。渍酒饮，治风毒足软，名奔马草。芍药

治风，除血痹，泻肝，安脾肺。风毒在骨髓痛，同虎骨，浸酒饮。地黄逐血痹，填骨髓。茺蔚子治风解热。茎叶，治血风痛。地榆汁酿酒，治风痹，补脑。虎杖煮酒，治风在骨节间。姜黄止暴风痛，除风热，理血中之气。红蓝花治六十二种风，及血气痛。子，煎服，治女子中风烦渴。麻仁中风出汗，下气，逐一切风，和血脉。韭汁肥白人中风失音。〔果木〕桃仁血滞风痹，大便结。酒浸作丸，治偏风。苏枋木男女中风口噤，同乳香服。乳香中风口喝斜，活血止痛。〔谷菜〕麻仁中风出汗，下气。阿胶男女一切风病，骨节痛不随。醍醐酒服，治中风烦热。野驼脂一切风疾，皮肤急痹，化贴并裹手足。〔虫兽〕蜜蜡暴风身冷如瘫，酒服，并摩之。

【风虚】〔草部〕天麻主肝气不足，风虚内作，头运目旋，麻痹不仁，语言不遂，为定风神药。黄芪风虚自汗。遂五脏恶血，泻阴火，去虚热。无汗则发，有汗则止。人参补元气，定魂魄，止烦躁，生津液，消痰。沙参去皮肌浮风，宣五脏风气，养肝气。长松煮酒，治一切风虚。黄精补中，除风湿。葳蕤治中风暴热，不能动摇，虚风湿毒，风温自汗，灼热，一切虚乏。牛膝寒湿痿痹，拘挛膝痛，强筋，补肝脏风虚。石龙芮 骨碎补 巴戟天 狗脊 草薢 菝葜 土茯苓 何首乌并主风虚、风湿，痹痛软弱，腰脚风冷，补肝肾，利关节。列当煮酒，去风血，补腰肾。白芨胃中邪气，风痹不收，补肺气。仙茅一切风气，腰脚风冷，挛痹不能行，九蒸九晒，浸酒服。淫羊藿一切冷风，挛急不仁，老人昏耄。浸酒服，治偏风。菟丝子男女风虚。湿痹毒风，腰胯酸痛。浴大风身痒。补骨脂风虚冷痹，骨髓伤败，一切风气痛，作丸服。蛇床子男女风虚，利腰脚。覆盆子劳损风虚，补肝明目。石斛脚膝软弱，久冷风痹。酥浸蒸，服至一镒，永不骨痛。络石木莲叶 扶芳藤并主风血，暖腰脚，一切冷气，浸酒饮。〔菜果〕薯蓣去冷风，头面游风，强筋骨，壮脾胃。

栗肾虚腰脚无力，日食十颗，栗楔，治筋骨风痛。松子诸风，骨节风。〔木部〕松叶风痛脚痹，浸酒服，出汗。松节风虚久痹，骨节痛，能燥血中之湿。杜仲 海桐皮 山茱萸 冬青子浸酒，去风虚。神木治周痹偏风，毒风不语。石南逐诸风，脚弱。南烛熬膏，治一切风，强筋益气。不雕木浸酒，去风气补虚。放杖木为风痹肾弱要药。木天蓼酿酒，治风劳虚冷，有奇效。〔石部〕磁石周痹风湿，肢节中痛，男女风虚，同白石英浸水，煮粥食。白石英风虚冷痹，诸阳不足，烧，淬酒饮。孔公蘖风冷膝痹，同石斛，浸酒饮。石脑 石钟乳 代赭石 禹余粮 石硫黄并主风冷湿痹，云母粉中风寒热，如在舟车。海蚕诸风冷气虚劳。〔禽兽〕乌鸡中风舌强，烦热麻痹，酒煮食。练鹊浸酒饮，治风。麋角风虚冷痹，暖腰膝，壮阳。

痉风

（即痉病，属太阳、督脉二经。其症发热、口噤如痫，身体强直，角弓反张，甚则搐搦。伤风有汗者，为柔痓；伤寒湿无汗者，为刚痓。金疮折伤，痈疽产后，俱有破伤风湿发痓之症）

【风寒风湿】〔草部〕麻黄 桂枝 术并主风寒风湿痓。羌活风寒、风湿，伤金疮，痫痓。产后中风口噤不省人事，酒、水煎服。葛根金疮中风寒，发痓欲死，煮汁服。干者，为末，豆淋酒服。人童尿，尤妙。防风主金疮，中风湿后中风口噤，四肢强直，角弓反张，或搦掇欲死，为末，牙关紧急，同防风末，热酒、小便调服，名玉内痓。天南星打扑伤损，金疮，破伤风及伤湿，角弓反张，同防风末，热酒、小便调服，名玉真散，三服即苏；南星、半夏等分为末，姜汁、竹沥灌服一钱，仍灸印堂；口噤，生研，同姜汁或龙脑，

本草纲目

第二卷 主治

揩牙,名开关散。薇衔小儿破伤风口噤,同白附子末、薄荷,酒服一字。细辛督脉为病,脊强而厥。防己除风湿,手足挛急。芍药 芎劳一切风气。当归客血内塞,中风痉,汗不出。产后中风不省,吐涎瘈疭同荆芥末、童尿、酒服,下咽即有生意。附子阴痉自汗。草乌破伤风病,同白芷、葱白、煎酒,取汗。威灵仙破伤风病,同独蒜、香油,捣服,取汗。

煎水服。黑大豆破伤风湿,炒半熟,研蒸,以酒淋汁服,取汗。仍傅疮上。亦同朱砂末酒服。〔石部〕雄黄破伤中风,同白芷煎酒服,取汗。〔鳞介〕白花蛇破伤中风,项强身直,同乌蛇、蜈蚣,末服。土虺蛇破伤中风,口噤目斜,同地龙、南星,丸服,取汗。

诸痉。鳔胶破伤风摇强直,炒研,同麝香、苏木,酒服,仍封疮口;有表症,牡蛎破伤湿病,口噤强直,防风煎羌活,研掺,立效。蝎破伤中风,同蜈蚣末,煎羌活,防风服二钱,并傅之。〔虫部〕蜜蜡破伤风湿如疟,以热酒化一块服,与玉真散对用。

川芎,汤服;产后搐搦,乃风入子脏,与破伤风同,炒研,蝉蜕汤服三钱。

天麻、蟾酥为丸,贴之。蟾蜍破伤风病,剉烂,入花椒,同酒炒熟,再入酒,热服,取汗。蜈蚣破伤中风,同蝎梢、附子、乌头末,热酒服一字,仍贴疮上,取汗。研末,掺牙,立苏。

僵蚕口噤,发汗。〔禽兽〕鸡子痉疭。鸡屎白破伤中风,产后中风,小儿脐风,口噤反张,强直瘛疭。以

热服,取汗。蜘蛛破伤风,豆淋酒服,取汗。仍同麝香,贴之。野鸽屎破伤风病传入里,炒研,同江鳔、白僵蚕、鸭涎小儿痉风反张,滴之。

黑豆同炒黄,用酒沃之,少顷温服,取汗。雀屎破伤风,疮作白痂无血者,杀人最急,研末,酒服五分。狼屎中骨破伤风,同蝉蜕、桑花末,米

雄黄末,蒸饼丸服。狐目同上,神效无比。狐肝

黄明胶破伤风,烧研,酒服,取汗。

饮服。六畜毛蹄甲痫痉。〔人部〕手足爪甲破伤中风,油炒,热酒服,取汗,便愈。手足颤掉,加南星。

三〇

【风热湿热】〔金部〕铁落炒热，淬酒饮，主贼风痓。〔草部〕黄连破伤风，煎酒，入黄蜡化服。地黄产后风痓，取汁，同姜汁交浸，焙研，酒服。〔果木〕杏仁金疮破伤中风，角弓反张，绞汁服，并涂疮上，仍以烛火灸之，取效。槐胶 桑沥破伤中风，和酒，饮至醉。筀叶痓风。竹沥去痰热子冒、风痓。苏枋木破伤中风，破伤中风，产后中风，小儿中风，发痓口噤，饮二升，或入姜汁。栾荆狂痓。金疮中风，破伤中风，产后中风，酒服三钱，立效。〔虫兽〕蝉蜕破伤风病发热，炒研，酒服一钱，仍以葱涎调涂，去恶汗。小儿脐风口噤，入全蝎、轻粉。羚羊角子痫痓疾。牛黄热痓。一升。〔人部〕人尿痓风及产后风痓，入酒饮。发髲灰大人痓，小儿惊。〔外傅〕贝母 茅花并金疮伤风。刘寄奴 麦面同烧盐。白芷 炒盐 鹭头灰 鼠灰 乱发灰并傅风入疮中肿痛。胡粉主疮入水湿肿痛，同炭灰，傅。煨葱傅金疮伤水，同干姜、黄檗煎水，洗诸疮，伤风水。薤白 韭叶并主诸疮中风寒及水湿肿痛，捣烘用之，冷即易，或加灸至水出 箭筈漆刮、涂。鲤鱼目灰。鲇鱼目灰并主刺疮伤风及水，傅取汗出。猪肉乘热贴之，连易三次，立消。人耳塞破伤中风或水，痛不可忍，封之一夕，水尽即安。

【洗浸】鸡肠草手足疮伤水。桑灰汁疮伤风水，入腹杀人。自己尿金疮中风，日洗数次。

【熨灸】商陆疮伤水湿，捣汁，熨之，冷即易。蜀椒诸疮中风肿痛，和面煨熨。槐白皮安疮上，灸百壮。桑枝刺伤疮，犯露水肿痛，多杀人。炮热烙之，冷即易。黍穰 青布 牛屎 白马通 骡屎并主诸疮伤风及水，肿痛欲死者，单烧，熏令水出，尽愈。

本草纲目

癫痫

（有风热，有惊邪，皆兼虚与痰）

【吐痰】瓜蒂 藜芦 乌头尖 附子尖 石胆 石绿并吐癫痫暗风痰涎。芭蕉油暗风痫疾，眩运仆倒，饮之，取吐。白梅擦牙，追涎。或加白矾。皂荚水浸，搅汁熬膏，入麝摊晒，每以一片化浆水，灌鼻，取涎。

主风热惊痫。

【风热惊痰】【草木】羌活 防风 荆芥 薄荷 细辛 龙胆 防己 藁本 升麻 青黛 白鲜皮并主风热惊痫。百合 鸭跖草并主癫邪，狂叫，身热。钓藤卒痫，同甘草，煎服。紫菀 蛇含 紫葳 半夏并主风热惊痫瘛疭。天南星风痫痰迷，九蒸九晒，酒服。莨菪子癫狂风痫，浸酒，煎丸服。防葵癫痫狂走者，研末，姜汁丸服。郁金失心风癫，痰血络聚心窍，同明矾丸。甘遂心风癫痫，痰迷心窍，猪心煮食。黄连泻心肝火，去心窍恶血。苦参童尿浸汁，酿酒饮，主三十年痫。天门冬风癫痫发则作吐，耳鸣引胁痛，为末，酒服。河车惊痫癫疾，摇头弄舌，热在腹中。薇衔惊痫吐舌。附子暗风痫疾，同五灵脂末，猪心血丸服。苍耳大风痫疾。艾叶癫痫诸风，灸谷道正门当中，随年壮。茯神 琥珀 雷丸 莽草 蔓荆子 木兰皮并主风癫，惊邪狂走。苦竹笋 竹叶 竹沥 天竹黄并主风热痰涎，发癫狂痫疾。芦荟小儿癫痫。苏合香痫痓邪气。皂荚搜肝通肺，风痫五种，烧研，同苍耳、密陀僧，丸服。蓖麻仁五种风痫，用黄连、石膏，煮食。桑白皮惊痫客忤，泻肺气。桂心伐肝扶脾。芫荑小儿虫痫，发则恶症昏搐。同漆灰，水服。紫葳花根叶久近风痫，酒服三钱，后梳发，漱水四十九口愈。震烧木大惊失心，煮汁服。【金石】丹砂猪心煮过，同茯神，丸服。黄丹同白矾，末服。黑铅同水银，南星，丸服。密陀僧 金屑 银屑 生银 生铁 铁粉 铁落 铁精 铁华粉 铁浆 古镜 珊瑚 紫石英 菩萨石 雄黄同丹炒，研末，丸服。雌黄同黄丹、麝香，丸服。矾

石同细茶，丸服。慈石 玄石 石青 消石 青礞石 代赭石已上二十五味，并主风热痰涎癫痫。水银失心风，同藕节炒，丸服。蛇黄暗风痫疾，火煅，醋淬，末服。〔土部〕伏龙肝狂癫，风邪不识人，为末，水服。天子籍田三推犁下土惊悸癫邪。安神定魄。〔虫部〕蜂房 雀瓮 蚯蚓 全蝎 蜈蚣 蜣螂 白僵蚕并主癫痫发搐。蚕退纸癫狂乱走，悲泣妄言，及风痫病。烧灰，酒服。蚱蝉癫病寒热，小儿痫绝不能言。衣鱼小儿痫，同竹沥，煎酒服。〔鳞介〕龙角 龙骨 龙齿癫疾狂走，五惊十二痫。白花蛇 乌蛇定痫搐。蛇蜕蛇痫，癫疾瘛疭，摇头弄舌。玳瑁热痫。〔禽部〕鸭涎癫痫发搐。雁毛小儿佩之，辟痫。啄木鸟久年风痫，同荆芥，煅服。乌鸦暗风痫疾，煅研，入朱砂服，不过十日愈；又煅研，同苍耳子、胡桃服。鸱头癫痫眩冒瘈疭，同黄丹，为丸服。肉，亦可食。鸦肉食之，主风痫。凤凰台鸡痫，癫痫发狂，水磨服。〔兽部〕狗齿及粪中骨 白狗血并狗痫。豚卵 猪屎并猪痫。羊齿 羊头骨羊痫。驴乳心热气痫。驴脂酒服，主狂癫不能语，不识人。六畜毛蹄甲惊痫癫痉。牡鼠煎油，主惊痫。野马肉并马痫。杀羊角风痫，烧灰，酒服。牛齿 牛屎中豆 牛拳木并牛痫。马齿 马悬蹄 马绳索 羊头骨羊痫。羚羊角 犀角 牦牛角 象牙 猴头骨癫痫鲊荅 野猪黄及胆 熊胆并主风热癫痫。麝香 虎睛、鼻 狐肝 狐肉并主癫痫，恍惚歌笑。口噤。〔人部〕人发痫痓。人胞煮食，治久癫失志，亦和药作丸服。人魄磨水服，定癫狂。
【风虚】〔草部〕人参消胸中痰，治惊痫。小儿风痫，同辰砂、蛤粉末、猪心血丸服。石菖蒲开心孔，通丸窍，出音声。为末，猪心汤，日服，治癫痫风疾。天麻小儿风痫，善惊失志，补肝定风。蛇床子 芍药 牡丹 女萎并主惊痫，寒热瘛疭。当归 芎䓖 地黄并养血。远志安心志。缩砂 桔梗 香附并惊痫邪气。草薢缓关节老血，头旋风痫。〔果木〕酸石榴小儿痫，酿蝎五枚，泥煅研，乳服五分。柏实定痫养血。

本草纲目

瘟疫

【辟禳】〔草部〕苍术山岚瘴气，温疾恶气，弭灾沴。烧烟熏，去鬼邪。升麻吐温疫时气毒疠。苍耳为末，水服，辟恶邪，不染疫疾。虎耳擂酒服，治瘟疫。木香 辟虺雷 徐长卿 鬼督邮 藁本 女青、山柰 菝葜 葎草并辟毒疫，温鬼邪气。白茅香 茅香 兰草并煎汤浴，辟疫气。艾纳香 兜纳香 蜘蛛香〔木部〕沉香 蜜香 檀香 降真香 苏合香 安息香 詹糖香 樟脑 返魂香 兜木香 皂荚 古厕木并烧之，辟疫。钓樟叶置门上。乌药 预知子 阿魏 乳香腊月二十四日五更，取初汲水，浸至元旦五更，人嚼一块，饮水三呷，一年无疫。松叶细切，酒服，日三，能辟五年瘟。柏叶时气瘴疫，社中东南枝，为末，日服。桃枝 桃橛 桃符并辟疫。桃仁茱萸、青盐炒过，每嚼一二十枚，预辟瘴疠。三岁陈枣核中仁常服，百邪不干。〔谷菜〕椒柏酒 屠苏酒元旦饮之，辟瘟疠。黑豆布袋一斗，纳井中一夜取出，每服七粒，辟襄时气。赤小豆除夕正月朔望投井中，辟瘟病。正月七日，囊盛置井中，三日取出，男吞七粒，女吞二七，一年无病。元旦向东吞三七粒，一年无疫。立秋日向西吞七粒，不病痢。豉和白术浸酒常饮，除瘟疫病。麻子仁除夜同小豆投井中，辟疫。稆米为末，水服，不染瘟疫。蒜时气温病，捣汁服。立春元旦，作五辛盘食，辟温疫。蔓菁立春后庚子日，饮汁，一年免时疾。马齿苋元旦食之，解疫气。生姜辟邪。淡竹叶解疫。〔服器〕初病人衣蒸过，则一家不染。草绳度所住户中壁，屈结之，则不染。〔水土〕半天河水饮之辟疫。东壁土 冢上土石五月五日取，埋户外，一家不患时气。〔石部〕丹砂蜜丸，太岁日平旦，各吞三七丸，

三四

〔虫禽〕蜂蜜 鸡子并痫痓。白雄鸡及脑癫邪狂妄。

永无疫疾。阳起石解温疫冷气。婆娑石瘴疫，热闷头痛。

灰 贲龟 珠鳖 蚬肉并食辟疫。

冬至埋圊前，辟时疾温气。石燕肉炒浸酒饮，辟温疫岚瘴。五灵脂辟疫。獭肉煮服，主疫气温病及牛马疫。

狸肉温鬼毒气，皮中如针刺。麝香 灵猫阴 雄狐屎烧之辟疫。马骨及蹄佩之辟疫。獏皮寝之，辟疠。

【鳞介】蚺蛇肉 鳝鱼 鲵鱼 鲍鱼头

【禽兽】雄鸡冬至作腊，立春食之，辟疫。东门上鸡头辟疫禳恶。雄鹊

瘴疠

【草部】升麻吐。钗子股吐。葛根 草犀 大黄温瘴。附子冷瘴。恒山吐。芫花下。金丝草

锦地罗 千金藤 伏鸡子根 解毒子 含水藤 千里及 肉豆蔻 苍术 【菜谷】葱 茖葱 蒜 白蘘苛

茄蔕 红曲 烧酒 【果木】茶 盐麸子 槟榔 乌梅 大腹皮 安息香 苏合香 阿魏 相思子吐。

【石部】丹砂 雄黄 砒石 婆娑石 【鳞部】蚺蛇肉 鲮鲤甲 海豚鱼作脯。海䴉鱼烧服。【兽部】猪血

猪屎 殺羊角 山羊肉 羚羊角 犀角 麝香 果然肉 猴头骨及肉【人部】天灵盖

痰饮

（痰有六：湿、热、风、寒、食、气也。饮有五：支、留、伏、溢、悬也。皆生于湿）

【风寒湿郁】【草部】半夏行湿下气，湿去则涎燥，气下则痰降，乃痰饮主药。法制半夏，可咀嚼。

胸膈痰壅，姜汁作饼，煎服，停痰冷饮，同橘皮，煎服，中焦痰涎，同枯矾，丸服，结痰不出，同桂心，

草乌头，丸服，支饮作呕，同生姜、茯苓，煎服，风痰湿痰，清壶丸。风痰，辰砂化痰丸；气痰，三仙丸；

惊痰，辰砂半夏丸，老人风痰，半夏消石丸，小儿痰热，同南星入牛胆，阴干，丸服。天南星除痰燥湿。

壮人风痰，同木香、生姜，煎服，痰迷心窍，寿星丸；小儿风痰，抱龙丸。苍术消痰水，解湿郁，治痰夹

本草纲目

淤血成囊。白术消痰水，燥脾胃。心下有水，同泽泻煎服。五饮酒癖，同姜、桂，丸服。旋覆花胸上痰结，唾如胶漆，及膀胱留饮，焙研，蜜丸服。威灵仙心膈痰水，宿脓久积，停痰宿饮，喘咳呕逆，同半夏、皂角水丸。麻黄散肺经火郁，止好唾痰喘。细辛破痰利水，开胸中滞结。薄荷小儿风涎要药。苏子治风痰湿痰。消痰。佛耳草除痰，压时气。附子胃冷湿痰呕吐，同半夏、生姜，丸服。乌头 天雄 白附子并主风痰湿痰。草乌头胸上冷痰，食不下，心腹冷痰作痛。紫金牛风涎。百两金风涎。艾叶口吐清水，煎服。防己膈间支饮喘满，木防己汤。葶苈胸中痰饮结气。人参胸中痰，变酸水，逆黄。肉豆蔻冷气呕沫，同半夏、木香丸。益智子上膈客寒，吐沫。草豆蔻 高良姜 荜茇 红豆蔻 蒟酱 狼毒〔菜谷〕干姜并主冷痰，燥湿温中。生姜除湿去痰下气。痰厥卒风，同附子，煎服。白芥子痰在胁下及皮里膜外，非此莫除。同白术，丸服。同苏子、莱菔子丸，下痰。米醋 烧酒〔果木〕木瓜 楂子 榠楂 橙皮 柚皮并去湿痰水唾。橘皮除湿痰留饮，呕哕反胃。二陈汤。润下丸。宽中丸。痰膈，胸中热胀，水煎服。为末，舐之；下焦冷痰，丸服。槟榔消谷下气，逐水除痰湿。椒目，同巴豆丸服，治留饮腹痛。吴茱萸厥阴痰涎。大腹皮 都念子 蜀椒温中除湿，心腹留饮。沉香冷痰虚热，同附子，煎服。杉材肺壅痰滞。胡椒 毕澄茄 厚朴消痰温中。痰壅呕逆，姜汁制末服。皂荚胸中痰结，接汁熬膏，丸服；一切痰气，烧研，同莱菔子，丸服；钓痰丸，同半夏、白矾，丸含。子及木皮，并治风痰。白杨皮浸酒，化痰澼。槐胶一切风涎。〔石虫〕矾石痰涎饮澼。赤石脂饮水成澼，吐水不止，末服一斤，良。白僵蚕散风痰结核。一切风痰，研末，姜汁服。桂蠹寒澼。

【湿热火郁】〔草部〕栝楼降火清金，涤痰结。清痰利膈，同半夏，熬膏服；胸痹痰嗽，取子，同薤

白煎服；饮酒痰澼，胁胀呕吐腹鸣，同神曲，末服。贝母化痰降气，解郁润肺。痰胀，同厚朴丸服。前胡

柴胡　黄芩　桔梗　知母　白前　紫菀　麦门冬　灯笼草　鸭跖草　悬钩子　解毒子　辟虺雷　草犀　泽泻　舵菜　山药　竹笋〔果木〕乌梅　林檎　白柿　盐麸子　甘蔗汁　梨汁　藕汁　茗　皋芦叶　蕤核

枳实　枳壳胸胁痰澼，停水痞胀，为末服。桑白皮上焦痰气。荆沥烦热痰唾，漾漾欲吐。竹沥去烦热，清痰养血。痰在经络四肢，及皮里膜外，非此不达不行。竹茹　竹叶痰热呕逆。天竹黄〔金石〕铅　铅霜　铅丹　胡粉　铁

茯苓膈中痰水，淡渗湿热。诃黎勒降火消痰。叶亦下气消痰。

华粉并降风热惊痰。密陀僧痰结胸中不散，醋、水煮过，为末服，酒、水煎二钱，饮。灵砂上盛下虚，痰涎壅逆。水银小儿惊热风涎。蓬砂　浮石〔虫鳞〕五倍子并化顽痰，解热毒。百药煎清金化痰，同细茶，

海螵蛸，丸服。海螵蛸〔介兽〕海蛤　文蛤　蛤粉　牡蛎并化湿痰、热痰、老痰。烂砚壳心胸痰水吞酸，烧服。牛黄化热痰。阿胶润肺化痰，利小便。

【气滞食积】〔草部〕香附子散气郁，消饮食痰饮，利胸膈。停痰宿食，同半夏、白矾、皂角水，丸服。

鸡苏消谷，除酸水。苏叶〔谷菜〕曲　神曲　麦糵并消食积痰饮，下气。醋　莱菔及子消食下痰，有推墙倒壁之功。仙人杖菜去冷痰澼。蓴菜消食，豁冷痰。桑耳癖饮积聚。留饮宿食，同巴豆蒸过，丸服。蘑菰

蒿〔果石〕山楂并消食积痰。盐杨梅消食去痰，作屑服。银杏生食降痰。杏仁　雄黄　粉霜　轻粉　金

星石　青礞石　硇砂　绿矾并消痰涎积癖。银朱痰气结胸，同矾石，丸服，有声自散。石膏食积痰火，煅研，

醋糊丸服。〔介禽〕马刀　牡蛎　魁蛤痰积。蚌粉痰涎结于胸膈，心腹痛日夜不止，或干呕，以巴豆炒赤，

去豆，醋糊丸服。鬼眼睛痰饮积及湿痰凝心腹痛，烧研酒服。五灵脂痰血凝结，同半夏，姜汁丸服。

本草纲目

【宣吐】人参芦 桔梗芦 藜芦 三白草汁。恒山 蜀漆 郁金同藜芦末。杜衡 石苋 石胡荽汁。离鬲草汁。附子尖 土瓜根 及己 苦参 地松 豨莶 羊踯躅 紫河车 虎耳草 芭蕉油 萝卜子 苦瓠 瓜蒂 苦茗 乌梅 酸榴皮 梨汁 桐油 皂荚 栀子 相思子 松萝 热汤 䗪水 盐卤水 石绿 石青 石胆 白青 砒石 密陀僧 矾石 大盐 虾汁。

【荡涤】甘遂直达水气所结之处。芫花胸中痰水,胁下饮澼。莞花肠胃留澼。大戟湿热水澼。续随子痰饮宿滞。牵牛痰饮宿脓。大黄 射干 桃花宿水痰饮积滞,为末,水服,或作饼食,取利。接骨木下水饮。巴豆寒澼宿食,大便闭,酒煮三日夜,煎丸,水下;风痰湿病,安掌心取汗。芒消 朴消。

噎膈

（噎病在咽嗌,主干气,有痰有积。膈病在膈膜,主干血,有挟积、挟饮澼、挟淤血及虫者）

【利气化痰】【草部】半夏噎膈反胃,大便结者,同白面、轻粉作丸,煮食,取利。山豆根研末,橘皮汤下。昆布气噎,咽中如有物,吞吐不出,以小麦煮过,含咽。栝楼胸痹咽塞,同薤白、白酒,煮服。芦根五噎吐逆,煎服。天南星 前胡 桔梗 贝母 香附子 紫苏子 木香 藿香 泽泻 缩砂 茴香 高良姜 红豆蔻 草果 白豆蔻生姜咽中有物,吞吐不出,含之,一月愈。噎气,姜入厕内浸过,漂晒,研末,入甘草,末服。橘皮卒气噎,去白,焙研,水煎服。胸痹咽塞,习习如痒,唾沫,同枳实、生姜,煎服。槟榔五膈,五噎,同桔梗,以童尿煎服。青橘皮【木部】厚朴 茯苓 沉香膈气,同木香、乌药、枳壳为末,盐汤下。檀香 苏合香 丁香 枳壳 枳实

【开结消积】〔草部〕三棱治气胀,破积气。反胃,同丁香,末服。蓬莪茂破积气,治吐酸水。郁金破恶血,止痛。阿魏五噎膈气,同五灵脂,丸服。威灵仙噎膈,同蜜煎服,吐痰。凤仙子噎食不下,酒浸,晒研,酒丸服。马蹄香噎食膈气,为末,酒熬膏服。紫金牛治噎膈。板蓝汁治噎膈,杀虫,频饮。红蓝花噎膈拒食,同血竭,浸酒服。莞花 甘遂哽噎气,同木香,末服。大黄食已即吐,大便结,同甘草,煎服。

〔谷菜〕杵头糠膈气噎塞,蜜丸,噙咽;卒噎,噙之,咽汁,或煎饮。荞麦秸灰淋取硷,入蓬砂服,治噎食。韭汁去胃脘血。入盐,治噎膈。入姜汁、牛乳,治反胃。〔果木〕乌芋主五噎膈气。乌梅 杏仁 山楂桃仁 桑霜消噎食积块。巴豆霜〔水石〕粮罂中水饮之,主噎疾杀虫。浸蓝水主噎疾,温饮一杯,杀虫。梁上尘主噎膈食积。砒砂噎膈吐食,有积症,用之神验。荞面包煅,同槟榔、丁香末,烧酒服。同人言、黄丹各升打过,同桑霜末,烧酒服。同平胃散末,点服三钱,当吐黑物如石。黑铅膈气,酿煅,末服。入阿魏,丸服。灰,同醋熬膏。〔虫鳞〕蛇含蛤蟆煅研,酒服。蜣蜋同地牛儿用,治噎膈。白矾治噎膈,化痰澼,蒸饼和丸服。或同硫黄炒过,入朱砂,丸服。雄黄 轻粉 石硷 蓬砂 鲫鱼留胆去肠,砒煅,酿煅,末服。通噎膈。〔服器〕寡妇木梳烧灰,钥匙汤下。〔禽兽〕鸠食之不噎。壁虎噎膈反胃,炒焦,入药用。鲫鱼膈气,酿大蒜,泥包,煨焦,和平胃散,丸服。巧妇窠噎膈,烧研,酒服。五灵脂噎膈,痰涎夹血,鹎雏煅研,酒服。鹁鹆头烧研,酒服。鹰粪食哽,烧灰,水服。白鹅尾毛噎食,烧灰,饮服。鸡嗉噎气不通,烧研,入木香、沉香、丁香、红枣,丸服。狼喉结噎疾,晒研,以五分入饭食。白水牛喉噎膈,结肠不通,醋炙五次,为末,每服一钱,饮下,立效。狗宝噎食病,每用一分,以威灵仙、食盐,浸水服,日三服,三日愈。黄狗胆和五灵脂末,丸服。狗屎中

粟噎膈吐食，淘净，煮粥，入薤白、沉香末食。狸骨噎病，不通饮食，炒研，白汤服。羚羊角噎塞不通，研末，饮服二钱，日三。〔人部〕野人粪治噎膈，同阿魏末，以姜片蘸食。人溺 秋石噎病，每服一钱。人淋石治噎食，俗名涩饭病，磨汁服。人癖石消坚，治噎膈。天灵盖噎膈，用七个，同黑豆，煅研，酒服一钱。人胆噎膈病，盛糯米，阴干取黑色者，每服十五粒，通草汤下。胞衣水膈气反胃，饮一钟，当有虫出。头垢主噎疾，以酸浆煎膏服之，立愈。人屎烧灰服。

霍乱

（有湿热、寒湿，并七情内伤，六气外感）

【湿热】〔草部〕香薷霍乱转筋腹痛，水煮汁服。石香薷 术健胃安脾，除湿热，止霍乱吐下。蓼子 霍乱烦渴，同香薷煎服。前胡 桔梗并下气，止霍乱转筋。苏子 紫苏水煮服，止霍乱胀满。薄荷 鸡苏 芦根茎叶霍乱烦闷，水煮汁服。胀痛，加姜、橘。蓬莪煮汁服。蘽薁藤汁扁竹霍乱吐利，入豉，煮羹服。干苔霍乱不止，煮汁服。麋舌 女菀 水堇 海根通草 防己同白芷服。木通 泽泻 芍药霍乱转筋。

〔谷菜〕黄仓米 粟米 丹黍米 蜀黍 黄白粱米并主霍乱大渴杀人，煮汁，或水研，绞汁饮。粟米泔粳米霍乱烦渴，水研汁，入竹沥、姜汁，饮。白扁豆霍乱吐利不止，研末，醋服。花、叶，皆可绞汁，入醋服。同香薷、厚朴，煎服。豌豆同香薷，煎服。豇豆 大豆霍乱腹胀痛，生研，水服。绿豆叶绞汁，入醋服。绿豆粉新水调服。水芹止小儿吐泻。

〔果木〕木瓜霍乱大吐下，转筋不止，水煎或酒煎服。核及枝叶、皮、根，皆可用。樝楂 楂子并同。梨叶煮汁服。棠梨枝叶同木瓜，煎服。梅叶煮汁服。乌梅止吐逆

霍乱，下气消痰止渴。盐梅煎汁呷。藕汁入姜汁，同饮。莲薏止霍乱。栀子霍乱转筋，烧研，汤服。桑叶煎饮。桑白皮止霍乱吐泻。荆叶煎饮。柏木洗转筋。槐叶同桑叶、甘草，煎饮。苏方木煎饮。枫皮〔服器〕厕筹中恶霍乱转筋，烧烟床下，熏之。厕户帘烧灰，酒服，尿桶板煎服。败木梳霍乱转筋，一枚，烧灰，酒服。寡妇荐三七茎，煮汁，止小儿霍乱疾。头绳霍乱吐利，本人者，泡汁，呷之。故麻鞋底霍乱转筋，烧，投酒中饮。路旁草鞋洗净，煎饮。绵絮霍乱转筋，酒煮，裹之。青布浸汁，和姜汁服，止霍乱。〔水土〕东流水井泉水饮之，仍浸两足。山岩泉水多饮令饱，名洗肠。醴水热汤转筋，器盛熨之。生熟汤饮之即定。酸浆水煎干姜屑，呷。地浆干霍乱欲死，饮之即愈。东壁土煮汁饮。釜脐墨泡汤饮一二口，即止。倒挂尘泡汤饮。土蜂窠小儿吐泻，炙研服。蜣螂转丸烧研，酒服。〔金石〕铅丹主霍乱。黑铅同水银结砂，作丸服。水银不拘冷热吐泻霍乱，同硫黄，研末服，亦丸服。古文钱霍乱转筋，以七枚，同木瓜、乌梅，煎服。朱砂霍乱转筋已死，心下微温者，以二两，和蜡三两，烧烟，熏令汗出而苏。石膏小儿伤热，吐泻黄色，同寒水石、甘草，末服。滑石伏暑吐泻，同藿香、丁香，末服。玄精石冷热霍乱，同硫黄、半夏，丸服。消石同硫黄、滑石、矾石、白面，丸服。治暑月吐泻诸病。白矾沸汤服二钱。〔虫兽人〕蜜蜡霍乱吐利，酒花一弹丸服。牛涎小儿霍乱，入盐少许，服。牛齝草霍乱，同人参、生姜，浆水煎服。乌牛屎黄牛屎绞汁服。白狗屎绞汁服。人尿小儿霍乱，抹乳上，乳之。

【寒湿】〔草部〕藿香霍乱腹痛垂死，同橘皮煎服；暑月，同丁香、滑石，水煎服；小儿吐泻，小便白，熟附子、白石脂、龙骨，丸服。南星吐泻厥逆，不省人事，为末，姜、枣同煎服，仍以醋调贴足心。半夏霍乱腹满，同桂末服。人

酒服。香附子附子霍乱吐下，为末四钱，盐半钱，水煎服。木香霍乱转筋，为末，

本草纲目

参止霍乱吐利，煎汁，入鸡子白服，或加丁香，或加桂心。缩砂蜜 荜茇 蒟酱 山姜 杜若 山柰 刘寄奴 藒车香并温中下气消食，止霍乱。肉豆蔻温中消食，姜汤服。白豆蔻散冷滞，理脾胃。草豆蔻温中消食下气。霍乱烦渴，同黄连、乌豆，煎饮。霍乱胀痛，为末，姜汁服。霍乱腹痛，炙时煮酒。或水煎，冷服。蓬莪茂霍乱冷气。艾叶霍乱转筋，煎服。高良姜温中消食下气。霍乱腹痛，煮酒。蓬莪茂霍乱冷气。艾叶霍乱转筋，煎服。水蓼霍乱转筋，煎饮，并将脚。〔谷菜〕糯米止霍乱后吐逆不止，水研汁服。糯米泔止霍乱烦渴。烧酒和新汲水饮。醋霍乱吐利，或不得吐利，煎服。转筋，绵蘸搨之。葱白霍乱干呕，同枣煎服。蘿霍乱转筋，煮食数次。小蒜煮汁饮，并贴脐，灸七壮。胡蒜转筋，捣，贴足心。芥子捣末，傅脐。白芥子 蔓菁子煮汁服。干姜霍乱转筋，茶服一钱。生姜煎服。莳萝〔果木〕橘皮除湿痰霍乱，但有一点胃气者，服之回生，同藿香煎服。不省者，灌之。大腹皮 椰子皮煮汁饮。桃叶止霍乱腹痛，煮汁服。胡椒二七粒吞之，或同绿豆研服。毕澄茄 吴茱萸煮服，或入干姜。叶亦可。食茱萸 丁香末服。丁皮 桂心 沉香 白檀香磨汁。乳香 安息香 苏合香 樟脑樟材 楠材 钓樟磨汁。乌药并主中恶霍乱，心腹痛。乌木屑酒服。诃黎勒风痰霍乱，为末，酒服，小儿，煎服。〔金石〕硫黄伏暑伤冷吐泻，同消石炒成砂，糯糊丸服。或同水银研黑，姜汁服。暑月吐泻，同滑石末，米饮服。不灰木霍乱厥逆，同阳起石、阿魏、巴豆，丸服。炒盐霍乱腹痛，熨之。海桐皮中恶霍乱，死者，填脐，灸之。铜器霍乱转筋腹痛，炙热，熨之。

【积滞】〔草谷〕大黄同巴豆、郁金，丸服，治干霍乱。陈仓米吐泄，同麦芽、黄连，煎服。秔麦蘖神曲〔木部〕巴豆伏暑伤冷，同黄丹、蜡丸服。樟木干霍乱，不吐不利，煎服，取吐。〔石部〕食盐吐干

霍乱。〔器部〕屠砧上垢干霍乱，酒服一团，取吐。〔禽部〕雄雀粪干霍乱胀闷欲死，取三七枚研，酒服。〔人部〕百齿霜小儿霍乱，水服少许。

泄泻

（有湿热、寒湿、风暑、积滞、惊痰、虚陷）

【湿热】〔草部〕白术除湿热，健脾胃。湿泄，同车前子，末服；虚泄，同肉豆蔻、白芍药，丸服；久泄，同茯苓、糯米，丸服；小儿久泄，同半夏，丸服；老人脾泄，同苍术、茯苓，丸服；白芍药，苍术湿泄如注，同芍药、黄芩、桂心，煎服；暑月暴泄，同神曲丸服。车前子暑月暴泄，炒研服。芦叶骤然水泄，阴干，研服。秦艽暴泄引饮，同甘草煎。黄连湿热脾泄，同生姜末服。食积脾泄，同大蒜丸服。泽泻 木通 地肤子 灯芯〔谷菜〕粟米并除湿热，利小便，止烦渴，燥脾胃。青粱米 丹黍米 山药湿泄，同苍术丸服。薏苡仁〔木石〕栀子食物直出，十个微炒，煎服。黄檗小儿热泻，焙研，米汤服，去下焦湿热。茯苓 猪苓 石膏水泄腹鸣如雷，煅研，饭丸，服三十丸，二服愈。雄黄暑毒泄痢，丸服。滑石〔兽部〕猪胆入白通汤，止少阴下利。

【虚寒】〔草部〕甘草 人参 黄芪 白芍药平肝补脾，同白术丸服。防风 藁本治风泄，风胜湿。火杴草风气行于肠胃，泄泻，醋糊丸服。蘼芜湿泄，作饮服。升麻 葛根 柴胡并主虚泄、风泄，阳气下陷作泄。半夏湿痰泄，同枣煎服。五味子五更肾泄，同茱萸丸服。补骨脂水泄日久，同粟壳丸服；脾胃虚泄，同豆蔻丸服。肉豆蔻温中消食，固肠止泄。热泄，同滑石丸服；冷泄，同附子丸服；滑泄，同粟壳丸服；

本草纲目

久泄，同木香丸服；老人虚泄，同乳香丸服。木香煨热，实大肠，和胃气。缩砂虚劳冷泄，宿食。草豆蔻暑月伤冷泄。益智子腹胀忽泄，日夜不止，诸药不效，元气脱也，浓煎二两服。荜茇暴泄身冷，自汗脉微，同干姜、肉桂、高良姜，丸服，名已寒丸。附子少阴下利厥逆，同干姜、甘草，煎服；脏寒脾泄，同肉豆蔻丸服，大枣煮丸服；暴泄脱阳，久泄亡阳，同人参、木香、茯苓，煎服；老人虚泄，同赤石脂丸服。草乌头水泄寒利，半生半炒，丸服。艾叶泄泻，同吴茱萸煎服；同姜煎服，莨菪子久泄，同大枣煎服。菝葜
〔谷菜〕陈廪米涩肠胃，暖脾。糯米粉同山药、沙糖食，止久痢泄。烧酒寒湿泄。黄米粉 干麸 干糕并止老人久泄。罂粟壳水泄不止，宜涩之，同乌梅、大枣煎服。神曲 白扁豆 薏苡仁 干姜中寒水泄，炮研，米饮服，便止。石莲除寒湿，脾泄肠滑，炒研，米饮服。胡椒夏月冷泄，丸服。蜀椒老人湿泄，小儿水泄，饮服。葫蒜 薤白 韭白〔果木〕栗子煨食，止冷泄如注。乌梅涩肠止渴。酸榴皮二三十年久泄，焙研，止老人久泄。餐泄不化谷，同苍术丸服。吴茱萸老人脾冷泄，水煎，入盐服。橡斗子 大枣 木瓜醋煮丸服。久泄，餐泄不化谷，同苍术丸服。吴茱萸老人脾冷泄，水煎，入盐服。橡斗子 大枣 木瓜榅桲 都桷 楮子 诃黎勒止泄实肠。久泄，煨研，入粥食。同肉豆蔻末服。长期方：同厚朴、橘皮丸服。厚朴止泄厚肠温胃，治腹中鸣吼。丁香冷泄虚滑，水谷不消。乳香泄澼腹痛。桂心 没石子 毗梨勒〔虫鳞介〕白垩土水泄，同干姜、楮叶，丸服。石灰水泄，同茯苓丸服。赤石脂滑泄痔泄，煅研，米饮服。白矾止滑泄水泄，醋糊丸服。大肠寒泄遗精，同干姜、胡椒，丸服。白石脂滑泄，同干姜丸服。白矾止滑泄水泄，醋糊丸服。老人加诃子。消石伏暑泄泻，同硫黄炒，丸服。同硫黄、白矾、滑石、飞面，水丸服。硫黄元脏冷泄，黄蜡丸服；久泄，加青盐；脾虚下白涕，同炒面丸服。气虚暴泄，伏暑伤冷，同钟乳、附子，丸服。阳起石虚寒滑泄，厥逆精滑，同滑石末服，或同胡椒丸服。禹余粮冷劳肠泄不止，同乌头丸服。钟

四四

乳粉大肠冷滑,同肉豆蔻丸服。霹雳砧止惊泄,五倍子久泄,丸服。水泄,加枯矾。龙骨滑泄,同赤石脂丸服。龟甲久泄。〔禽兽〕乌鸡骨脾虚久泄,同肉豆蔻、草果,煮食。黄雌鸡杀羊角灰久泄,同矾丸服。鹿茸饮酒即泄,同苁蓉丸服。猪肾冷痢久泄,掺骨碎补末,煨食。猪肠脏寒入泄,同吴茱萸,蒸丸服。猪肝冷劳虚泄。牛髓泄利。

【积滞】神曲 麦蘖 荞麦粉脾积泄,沙糖水服三钱。芫荽气泄久不止,小儿疳泄,同豆蔻、诃子,丸服。楮叶止一切泄利,同巴豆皮,炒研,蜡丸服。巴豆积滞泄泻,可以通肠,可以止泄。夏月水泄,及小儿吐泻下痢,灯上烧,蜡丸,水服。黄丹 百草霜并治积泄。

【外治】田螺傅脐。木鳖子同丁香、麝香,贴脐上,虚泄。蛇床子同熟艾各一两,木鳖子四个,研匀,绵包,安脐上,熨斗熨之。蓖麻仁七个,同熟艾半两,硫黄二钱,如上法用。猪苓同地龙、针砂末,葱汁和,贴脐。椒红小儿泄,酥和贴囟。蓖麻九个贴顖亦可。巴豆纸小儿泄,剪作花,贴眉心。大蒜贴两足心,亦可贴脐。赤小豆酒调,贴足心。

痢

(有积滞、湿热、暑毒、虚滑、冷积、蛊毒)

【积滞】〔草木菜谷〕大黄诸痢初起,浸酒服,或同当归煎服。巴豆治积痢,同杏仁丸服。小儿用百草霜,同化蜡丸服。巴豆皮同楮叶,烧丸服,治一切泻痢。藜芦主泄痢。紫苋 马苋和蜜食,主产后痢。莱菔汁和蜜服;干者,嚼之,止噤口痢。莱菔子下痢后重。青木香下痢腹痛,气滞里急,实大肠。山楂煮服,

本草纲目

止痢。曲消谷止痢。一日百起，同马蔺子为散服。蒸饼捻头汤，调地榆末服，止血痢。槟榔消食下气，治下痢后重，如神。枳实枳壳止痢顺气。荞麦粉消积垢。鸡子白丸服，主噤口痢。〔土石〕百草霜消食积。同黄连末服，止热痢。腻粉消积滞。同定粉丸服，止血痢。定粉止久积痢，鸡子白和，灸研服。黄丹消积痢，同蒜服。又同黄连丸服。密陀僧煅研，醋汤服。砒砂一切积痢，同巴豆、朱砂，蜡丸服。砒霜积痢休息，同黄丹末，蜡丸服。红矾止痢。〔禽部〕鸡内金焙服，主小儿痢。

【湿热】〔草部〕黄连热毒赤痢，水煎、露一夜，热服；小儿，入蜜，或炒焦，同当归末、麝香，米汤服；下痢腹痛，酒煎服；伤寒痢，同艾水煎服；暴痢，同黄芩煎服；气痢后重，同干姜末服；赤日久，同盐梅烧末服；鸡子白丸服；诸痢脾泄，入猪肠，煮丸；湿痢，同吴茱萸炒丸服；香连丸加减，通治诸痢；同盐梅烧末服；密陀僧煅研，醋汤服。胡黄连热痢，饭丸服；血痢，同乌梅、灶下土末，茶服。白头翁一切毒痢，水煎服；赤痢下重，同黄连、黄檗、秦皮，煎服。柴胡积热痢，同黄芩，煎服。龙牙草热痢，同陈茶煎服。地榆冷热痢，煮汁。四治黄连丸，治五痔八痢。胡黄连热痢，饭丸服；血痢，同乌梅、灶下土末，茶服。青蒿冷热久痢，同艾叶、豆豉作饼，煎服。白蒿夏月暴水痢，为末服。地榆冷热痢，煮汁煎服；赤痢，同甘草、胶、豉、赤石脂，煎服。大青热病下痢困笃者，同甘草、胶、豉、赤石脂，煎服。半水半酒煎服。青黛痔痢，末服。益母草同米煮粥，止痔痢；同盐梅烧服，止杂痢。蒿耳熬膏。荆为末，米饮服。煎服；赤痢咽肿，同黄连、木香，煎服；赤痢下重，同黄连、黄檗、秦皮，煎服。熬服，止久痢、痔痢。芥烧末。蛇含水煎，并主产后痢。山苏末服，止休息痢。地黄止下痢腹痛。汁，主蛊痢。蘘荷汁蛊痢。葛谷十年赤白痢。马蔺子水痢，同面服。鸡肠草汁，和蜜服。车前汁水藻十三味，并主热痢。菰手小儿水痢。冬葵子同末，茶服。刘寄奴同乌梅、白姜煎。地肤子同地榆、黄芩，和蜜服。蒲根同粟米煎服。鸭跖草煎。牛膝龙胆赤地利煎。女萎王瓜子炒服。风延母甘藤陟厘

末服。苗、叶用汁。千里及同小青煎。山漆米泔服。旱莲末服。苦参炒焦，水服。槛藤子烧灰，狼牙水煎。贯众酒煎。地锦末服。山豆根 忍冬煎。蓝汁 紫参同甘草煎服。桔梗 白芨 蒲黄 昨叶何草〔谷菜〕绿豆火麻汁煮。皮，蒸食，二、三年赤痢。赤小豆合蜡，煎服，黑豆二十一味，并主血痢。胡麻和蜜食麻子仁炒研。豆豉炒焦，酒服，入口即定。小豆花热痢，入豉汁，作羹食；痢后，气满不能食，煮食，一顿即愈。豇豆 豌豆 荞根茎烧灰，水服。白扁豆并主赤白痢。豆腐休息痢，醋煎服。葱白下痢腹痛，煮粥食，又煮鲫鱼鲊食。苋菜夏月毒痢，煮粥食。黄瓜小儿热痢，同蜜食。冬瓜叶积热痢，拖面食。丝瓜酒痢便血，烧灰，酒服。茄根茎叶同榴皮末，砂糖水服。胡荽炒末服。木耳血痢，姜、醋煮食，或烧灰，水服。久痢，炒研，酒服；久者，加鹿角胶。芸薹汁和蜜服。苦荬菜〔果木〕乌芋火酒浸收用。胡桃同枳壳、皂荚，烧服。并治血痢。柿止小儿秋痢、血痢。柿根 荷蒂 杨梅烧服。刺蜜 无花果 甜瓜 乌药烧灰，丸服。槐花炒研服。榉皮同犀角煎服。盐麸子及树皮煮服。并止泻痢。樗白皮除湿热杀虫。血痢，醋糊丸服；脏毒下痢，为末服；水谷痢、小儿疳痢，并水和作馄饨煮食；休息痢，同木香为丸，或加诃子、丁香。柏叶血痢，同芍药炒，水煎服。血痢、痔痢、疳痢，同黄连煎。小儿洞痢，同大蒜丸服，神验。血痢连年，同鼠尾草、蔷薇汁，熬丸服。黄檗除下焦湿热及血痢，黄土热毒痢，煎面食。皮，煮汁，止血痢。末服，止气痢。桑寄生治毒痢，同川芎、防风、甘草，煎服。木槿花噤口痢，煎面食。渴。茯苓渗湿热。棕灰 败船茹并止血痢。〔水土石部〕新汲水 滑石俱治热痢。清服。雄黄暑毒泄痢，浸过丸服。古文钱煮酒，止痢。白盐血痢，烧服，或入粥食。石绿〔鳞介虫禽〕蜗螺热痢。水蛇毒痢。贝子 五灵脂俱血痢。白鸭血小儿白痢如鱼冻，酒泡服。白鸭通〔兽人〕犀角俱热毒痢。

本草纲目

猪胆盛黑豆吞之。犬胆、牛胆俱同。熊胆疳痢。野猪黄血痢,水服。童子尿休息痢,煮杏仁、猪肝食。

【虚寒】〔草部〕甘草泻火止痛。久痢,煎服;又浆水炙,同生姜煎服,同肉豆蔻煎服。芍药补脾散血,止腹痛后重。人参冷痢厥逆,同诃子、生姜,煎服;噤口痢,同莲肉煎呷;老人虚痢,同鹿角末服。当归止腹痛,里急后重,生血养血。久痢,吴茱萸炒过,蜜丸服。白术胃虚及冷痢多年。苍术久痢,同川椒丸服。熟艾叶止腹痛及痢后寒热,醋煎服,或入生姜;久痢,同橘皮,酒糊丸服。乌头久痢,烧研,蜡丸服。附子休息痢,鸡子白丸服。草乌头寒痢,半生半烧,醋糊丸服。肉豆蔻冷痢,醋面包煨,研服;气痢,煨熟,同艾叶丸服。蕙草伤寒下痢,同当归、黄连,煮酒服;五色诸痢,同木香末服。漏芦冷劳泄痢,同艾叶丸服。独用将军酒服,治噤口痢。玄胡索下痢腹痛,酒服二钱。缩砂仁赤白痢、休息痢,腹中虚痛同干姜丸服,治冷痢。草豆蔻泄痢寒痛。荜茇虚痢呕逆。用牛、羊乳汁,煎服。破故纸久痢胃虚。黄芪泄痢腹痛。漏篮子休息恶痢。云实 肉苁蓉 艾纳香〔谷菜〕秫米 丹黍米 粳米并主泄痢肠澼。火麻叶冷痢白冻,为末,冷水服。小豆花痢后气满不能食,煮食,一顿即愈。白扁豆花同胡椒作馄饨煮食。糯壳爆米花,以姜汁服,治噤口痢、虚寒痢。山药半生半炒,末服,治噤口痢。大蒜噤口痢及小儿痢,同冷水服,或丸黄丹服。薤白疳痢久痢,煮粥、作饼、炒黄皆宜。韭白醋炒食。生姜久痢,同干姜,作馄饨食。浮麦和面作饼食。麦面炒焦服。小麦粉〔果木〕蜀椒 楗子并止冷痢。胡椒赤白痢,同绿豆丸服。吴茱萸燥湿热止泻痢,同黄连丸服。同黑豆搓热,吞之。石莲噤口痢,末服。沙糖噤口痢,同乌梅煎呷。桃胶产痢疳痛后重,同沉香、蒲黄,末服。桂心久痢,姜汁炙紫,同黄连等分,为末服。肥皂荚风湿下痢,同盐烧,入粥食。皂荚刺风入大肠,久痢脓血,同枳实、槐花,丸服。子,治久痢,焙研,米糊丸服。里急后重,子,

同枳壳丸服。厚朴止泄痢，厚肠胃。水谷痢，同黄连煎服。乳香虚冷腹痛。丁香噤口痢，同莲肉末，米饮服。〔土石〕白垩 赤壁土 代赭并止泄痢。蚯蚓泥久痢，一升，炒烟尽，沃水半升饮。墨赤白痢，同干姜，醋糊丸服。钟乳粉冷滑不止，同肉豆蔻、枣肉丸服。石硫黄虚冷久痢，蛤粉丸服。〔虫鳞介部〕蜂蜜赤白痢，和姜汁服。黄蜡厚肠胃，同阿胶、当归、黄连、黄檗、廪米、煮服。蝮蛇骨烧服。鳝头烧。鳗鲡头烧服，并止痔痢。鲤鱼暴痢，烧灰，饮服。鲫鱼久痢，酿五倍子、烧服；血痢，酿白矾，烧服；头灰，止痢。白鲞 金鱼 鳖臎 龟臎 龟甲〔禽兽〕乌骨鸡并止虚痢。黄雌鸡煮汁，止噤口痢。鸡卵久痢，产痢，醋煮食；小儿痢，和蜡煎食；痔痢，同定粉炒食。鸡卵黄白痢，同胡粉煅，酒服。胎痢，同黄丹烧服。雉虚痢产痢，作馄饨食。阿胶赤白虚痢，同黄连、茯苓丸服。乳腐赤白痢，浆水煮食。牛乳冷气痢，同荜茇煎服。牛肝 牛膍虚冷痢，并醋煮食。羊脂痢痛，同阿胶煮粥食；孕痢，煮酒服。羊肾劳痢，作羹食。羊肝冷滑久痢，缩砂末逐片掺上，焙研，入干姜末等分，饭丸服。下痢垂死，掺白矾炙食。羊脊骨通督脉，止痢。羊骨灰洞泄下痢，水服。牛骨灰水谷痢。狗骨灰休息痢、劳痢，同干姜、荜茇煎服。羚羊角热毒痢，末服。小儿痢，烧，同发灰服。狗头骨灰久痢，劳痢、狗肝煮粥。猪肾作馄饨食。山羊肉作脯，并主虚冷久痢。獭肉丹石毒痢。猪肉噤口痢，作脯，炙食。猪肠热毒酒痢，同黄连蒸丸服。猪肝休息痢，同杏仁、童尿，煮食。猬皮灰五色痢，酒服。虎骨休息痢，炙研服。小儿洞注下痢，烧服。诸朽骨水痢，同面服。

【止涩】〔草部〕赤白花鼠尾草赤白诸痢，浓煮作丸，或末，或煎服。狼把草久痢、血痢、痔痢，或煎、或末服。赤白鸡冠花酒煎。木贼煎水。菝葜同蜡茶，白梅丸服。营实根疳痢，煎服。五味子〔谷果〕罂粟

本草纲目

同壳炙，蜜丸服。粟壳醋炙，蜜丸服。同陈皮末服。同厚朴末服。阿芙蓉 苦茶热毒痢，末服。或同醋，或同姜，煎服。同白梅，丸服。乌梅止渴，除冷热痢，水煎服，血痢，同茶、醋服；同黄连，丸服；休息痢，同建茶、干姜，丸服。梅叶煮汁，止休息痢。林檎止痢，煮食，小儿痢，同楮实，杵汁服。荔枝壳同橡斗、榴皮、甘草，煎服。酸榴捣汁或烧服。酸榴皮及根或煎，或散，或烧服。大枣疳痢，和光粉烧食。蚨枣止小儿痢。橡实同楮叶，末服。榭白皮煮汁，熬膏服。橡斗 阿月浑子 木瓜 海红棠梨煨食。槟榟煨食。胡颓子 毗梨勒 韶子 棎子生食。醋林子 李根白皮煮。荷叶灰〔木部〕楮叶炒研，和面作饼食，断痢。小儿痢，浸水，煮木瓜服。没石子虚滑久痢，血痢，饭丸服。产后痢，烧研酒服。枸橘叶同草薢炒，研服。白杨皮孕痢，煎服。赤松皮三十年痢，研面一斗，和粥食。松杨木皮冷热水谷痢，煮服。水杨枝叶久痢，煮服。金樱子久痢，同粟壳丸服。花、叶、子、根并可用。海桐皮疳痢、久痢。诃子止久痢，实大肠。枫皮煎饮。山矾叶 城东腐木〔石部〕桃花石 禹余粮〔石服虫部〕五石脂并止泄痢。赤石脂末服。冷痢，加干姜作丸。伤寒下痢，同干姜、粳米煎服。白石脂小肠澼，便血，水饮服。久痢，加干姜丸服。矾石醋糊丸服。冷劳痢，加羊肝。石灰十年血痢，半生半烧，丸服，水和泥裹煅研，醋糊丸服。云母粉米饮服。故衣帛主胎前痢、小儿痢。五倍子久痢，熬黄澄水，日三服。酒积下痢，水枯矾，赤痢，加乌梅。百药煎酒痢，同五倍子、槐花丸服。蛤蟆灰并止小儿痢。柳蠹粪 桑蠹粪并主产后痢。蝉蜕烧服。蜣螂烧。蚕连〔鳞介〕龙骨涩虚痢。伤寒痢、休息痢，煮汁服，或丸服。蜮蛇胆止疳痢、血痢，瘯虫为使。鲨骨及尾产后痢。蚌粉 海蛤 魁蛤 烂蚬久痢里急，同蛤粉炒研服。蚺蛇胆止疳痢、血痢，瘯虫为使。蛤蟆灰并止小儿痢。壳 牡蛎 甲香〔禽兽〕猪蹄甲 马粪灰水服一丸。獭屎灰并止久痢。鹈鹕嘴 牛屎汁 羊屎汁 兔头灰

狸头灰　貊皮灰并主痁痢。牛鼦冷痢、小儿痢，饮服。

〔外治〕木鳖子六个研，以热面饼挖孔，安一半，热贴脐上，少顷再换即止。

黄丹同蒜捣，封脐，仍贴足心。水蛭入麝捣，贴脐。田螺入麝捣，贴脐。蓖麻同硫黄捣，填脐。针砂同官桂、枯矾，水调贴脐。

疟

【暑热】（有风、寒、暑、热、湿、食、瘴、邪八种，五脏疟、六腑疟、劳疟、疟母）

【草部】柴胡少阳本经药，通治诸疟为君，随寒热虚实，入引经佐使。黄芩去寒热往来，入手少阴、阳明、手足太阴、少阳六经。甘草五脏六腑寒热。黄芪太阴疟寒热，自汗虚劳。牛膝久疟劳疟，水煎日服。苍耳子久疟不止，酒糊丸服。叶捣汁。马鞭草久疟，捣汁酒服。马兰诸疟寒热，捣汁，发日早服。香薷同青蒿末，酒服。暑疟，加桂枝、麦芽。青蒿虚疟寒热，捣汁服，或同桂心，煎酒服。温疟，但热不寒，同黄丹末服。截疟，同常山、人参末，酒服。人参虚疟食少，必同白术用。孕疟、产后疟、瘴疟，未分阴阳，一两，煎冷服。白术同苍术、柴胡，为疟家必用之药。升麻邪入阴分者，同红花，入柴胡四物提之。葛根无汗者，加之。久疟，同柴胡、二术用，一补一发。芎䓖　知母　葳蕤　牛蒡根并主劳疟。当归水煎，日服。地黄　菖蒲　玄参　紫参　白芷　胡黄连　女青　防己　青木香〔谷菜〕麦苗汁。胡麻并主温疟。粳米热疟、肺疟、白虎汤用。秋米肺疟有痰，同恒山、甘草煎服。豆豉心疟、肾疟、寒食面热疟，青蒿汁，丸服二钱。翻白草煎酒。冬瓜叶断疟，同青蒿、马鞭草、官桂糊，丸服。翘摇〔果木〕蜀椒并温疟。

本草纲目

甘蔗劳疟。竹叶温疟、心疟。地骨皮虚疟、热疟。猪苓 茯苓〔水石虫部〕冬霜热疟，酒服一钱。石膏热甚，口渴头痛者，加之。鼠负七枚，饴糖包吞，即断。同豆豉丸服。蚯蚓热疟狂乱，同薄荷、姜、蜜服。泥，同白面丸服。蝉花〔鳞介〕乌贼骨并温疟。龟壳断疟，烧研酒服。鳖甲久疟，病在血分。劳疟、老疟，醋炙末服。牡蛎虚疟，寒热自汗。牡疟，同麻黄、蜀漆、甘草，煎服。

【寒湿】〔草部〕附子五脏气虚，痰饮结聚发疟，同红枣、葱、姜，水煎冷服。眩仆厥逆，加陈皮、甘草、诃子。瘴疟，同生姜煎服。断疟，同人参、丹砂丸服，取吐。草乌头秋深久疟，病气入腹，腹高食少，同苍术、杏仁煎服。草豆蔻虚疟自汗，煨，入平胃散。瘴疟，同熟附子煎服。山岚发疟，同常山浸酒饮。一切疟，同恒山炒焦糊丸，冷酒服。苍术 麻黄 羌活 高良姜〔谷菜〕火麻叶炒研服。生姜汁露一夜服。孕疟尤效。干姜炒黑，发时酒服。脾虚，同干姜炮研。橘皮痰疟，猪肝丸服。独蒜烧研，酒服。薤白韭白〔果木石部〕乌梅劳疟，同姜、甘草、柳枝、童便服。止疟，烧研，发日早，酒服一钱。青橘皮治疟疏肝，当汗而不透者，须再汗之，以此佐紫苏。桂心寒多者加之。同青蒿，看寒热多少，三七分为末，姜酒服。丁香久疟，同常山、槟榔、乌梅，浸酒服。硫黄朱砂等分，糊丸服。同茶末，冷水服。云母石牝疟，但寒不热，同龙骨、蜀漆，为散服。代赭石〔鳞禽兽部〕龙骨老疟，煮服取汗。鸡子白久疟。鹧鸪煮酒饮。猪脾虚寒疟，同胡椒、高良姜、吴茱萸末，作馄饨食。牛肝醋煮食。羊肉 黄狗肉并作臛食，取汗。山羊肉久疟，作脯食。果然肉食，去瘴疟。皮，亦辟疟。驴脂多年疟，和乌梅丸服。鹿角小儿疟，生研服。

【痰食】〔草部〕常山疟多痰水饮食，非此不能破癖利水。醋煮干，水煎服，不吐不泻。鸡子清丸，

五二

煮熟服。同茯苓、甘草，浸酒服。同草果、贝母、知母，煎水服。同黄丹丸服。瘴疟，同知母、青蒿、桃仁煎服。孕疟，同乌梅、甘草、石膏、酒、水浸服。同大黄、甘草，煎水服。同小麦、竹叶，芫花煎水服。同黄丹丸服。瘴疟，同朱砂丸服。醉鱼花鲫鱼酿，煨服，治久疟成癖，并捣花贴之。大黄疟多败血痰水，当下久疟结癖在胁，同朱砂丸服。

不尽者，须再下之，必此佐常山。阿魏痰癖寒热，同雄黄、朱砂丸服。半夏痰药必用，痰多者，倍加。同白豆蔻、生姜、大枣、甘草各二十五块，如皂子大，同葱根煎一碗，露一夜，分三服。热疟重者，极效。

三棱 莪茂〔谷果〕神曲 麦蘖并止食疟，消疟母。槟榔消食辟瘴。同酒蒸常山丸服，名胜金丸，或加穿山甲。桃仁同黄丹丸服，或加蒜。桃花末服，取利。杏仁〔木石〕巴豆 砒霜为劫痰截疟神剂。同硫黄、绿豆丸。同雄黄、朱砂、白面丸。同绿豆、黑豆、朱砂丸。同恒山，丹砂作饼，麻油炸热研末，并冷水服。黄丹坠痰消积。诸疟，蜜水调服一钱。同青蒿丸。同百草霜丸。同独蒜丸。同建茶丸。同恒山丸。并止疟。矾红食疟，同蒜丸服。绿矾阴疟，同干姜、半夏，醋汤服。矾石醋糊丸服。古石灰同五灵脂、垢丸服。密陀僧〔虫禽〕白僵蚕痰疟，丸服。鲮鲤甲痰疟、牡疟、寒热疟，同干枣烧研服。鸡膍胵黄皮小儿疟，柴胡、知母，丸服。夜明砂五疟不止及胎前疟，冷茶服二钱，或加朱砂、麝香，丸服。

烧服。雄鸡屎。

〔邪气〕〔谷果服器〕端午粽尖丸，疟药。桃枭水丸服。五种疟，同巴豆、黑豆、朱砂，丸服。钟馗烧服。历日烧灰，丸服。故鞋底灰。甑带〔虫介禽兽〕蜈蚣 勒鱼骨入断疟药。疟龟瘖疟，烧服，或浴，或佩。鸥鹑炸食。犬毛烧服。白狗屎烧服。白驴蹄同砒霜丸服，治鬼疟。猴头骨烧水服。黑牛尾烧酒服。乌猫屎小儿疟，桃仁汤下。狸屎灰鬼疟，发无期度。灵猫阴〔人部〕头垢 天灵盖 小儿脐带烧灰，饮服。

本草纲目 第二卷 主治

人胆装糯米，入麝香熏干。青者，治久疟连年，陈米汤下十五粒。

【吐痰】常山 蜀漆 藜芦煎。地菘汁。豨莶汁。葎草汁。石胡荽汁。离鬲草汁。三白草汁。泽漆 荛花 豉汤 瓜蒂 相思子擂水。逆流水 人尿和蜜，取吐。

【外治】旱莲 毛茛草 石龙芮 马齿苋 小蒜同胡椒、百草霜杵。同阿魏、胭脂。同桃仁罨。蜘蛛蛤蟆烧人场上黑土并系臂。吴葵华接手。鱼腥草擦身，取汗。乌头末发时，酒调，涂背上。鬼箭羽同鲮鲤甲末，发时嗜鼻。燕屎泡酒，熏鼻。野狐粪同夜明砂，醋糊丸，把嗅。野狐肝糊丸，绯帛裹系中指。虎睛虎骨 虎爪皮 麝香 狸肝 野猪头骨 驴皮骨 牛骨 天牛 马陆 两头蛇佩。蛇蜕塞耳。人牙 人胆

黄疸

（有五，皆属热湿。有瘀热，脾虚，食积，淤血，阴黄）

【湿热】【草部】茵陈治通身黄疸，小便不利。阳黄，同大黄用；阴黄，同附子用。湿热黄疸，五苓散加之。酒疸，同栀子、田螺擂烂，酒服。痫黄如金，同白鲜皮煎服。同生姜，擦诸黄病。白鲜皮主黄疸、热黄、急黄、谷黄、劳黄、酒黄。秦艽牛乳煎服，利大小便，疗酒疸黄疸，解酒毒，治胃热。以一两酒浸，饮汁，治五疸。大黄治湿热黄疸。伤寒淤热发黄者，浸水煎服，取利。栝楼根除肠胃痼热，八疸，身面黄。黑疸危疾，捣汁服，小儿加蜜。酒疸黄疸，青栝楼焙研，煎服，取利。时疾发黄，黄栝楼绞汁，入芒消服。胡黄连小儿黄疸，同黄连末，入黄瓜内，面里煨熟，捣丸服。黄连诸热黄疸。柴胡湿热黄疸，同甘草、茅根，水煎服。苦参主黄疸，除湿热。贝母主时行黄疸。山慈姑同苍耳，擂酒服，治黄疸。茅根利小便，解酒毒，

治黄疸。五种疸疾，用汁，合猪肉，作羹食。葛根酒疸，煎汤服。紫草火黄，身有赤点，午前即热，同吴蓝、黄连、木香煎服。恶实治急黄，身热发狂，同黄芩煎服。苍耳叶搽舌下，出涎，去目黄。麦门冬身重目黄。

龙胆除胃中伏热，时疾热黄，去目中黄，退肝经邪热。谷疸，因食得，劳疸，因劳得，用一两，同苦参末二两，牛胆汁丸服，亦效。马蔺解酒疸。荆芥除湿疸。丽春草疗时患变成阴黄疸，采花，末服，根，杵汁服，取利。大青主热病发黄。麻黄伤寒发黄表热，煎酒服，取汗。灯心根四两，酒水各半，煎服。萱草根治酒疸，捣汁服。苦耽治热结发黄，目黄，大小便涩，捣汁服，多效，除湿热。漆草主黄疸，杵汁，和酒服。鬼臼黑疸，不妨食者，捣汁服。翘根治伤寒淤热发黄。萹蓄治黄疸，利小便，捣汁顿服一斤。多年者，日再服。紫花地丁黄疸内热，酒服末三钱。大戟泄天行黄病。藜芦黄疸肿疾，为末水服，取吐。芫花酒疸尿黄，同椒目烧末，水服。木鳖子酒疸脾黄，磨醋服一二盏，取利。

发黄，取汁服，病从小便出。百条根同糯米饭捣，罨脐上，黄肿自小便出。鸡子根主诸热急黄，天行黄疸。山豆根治五般急黄，水服末二钱。茜根主黄疸。木通主脾疸，常欲眠，心烦，利小便。土瓜根利大小便，治酒黄病。白英主寒热八疸，黄疸变黑及小儿煮汁饮。泽泻利小便。菰笋除目黄，利大小便，解酒毒。萐治热疸。地锦主脾劳黄疸，同皂矾诸药丸服。

乌韭 垣衣主疸。〔谷部〕胡麻杀五黄，下三焦热毒气。伤寒发黄，乌麻油和水，搅鸡子白，服之。麦苗消酒毒，酒疸目黄，捣汁，日饮。谷颖主黄病，为末，酒服。薏苡根主黄疸如金，捣汁，和酒服。丽春花

治黄病，麻油服三钱。蔓菁子利小便，煮汁服。黄疸如金，生研，水服。急黄便结，生捣，水绞汁服。当鼻中出水及下诸物，则愈。莴苣子肾黄如金，水煎服。翘摇杵汁服，主五种黄疾。芹菜煮饮。苦瓠嚏鼻，去

黄水。〔果部〕桃根黄疸如金，煎水，日服。瓜蒂嗜鼻取黄水，或揩牙追涎。乌芋消疸。盐麸子解酒毒黄疸。

本草纲目

根白皮捣，米泔浸一夜，温服二三升，治酒疸。〔木部〕栀子解五种黄病。黄檗胃中结热黄疸。黄栌解酒疸目黄，水煮服。柳华黄疸面黑。柳根皮黄疸初起，水煎服。桦皮诸疸煮服。柞木皮黄疸，烧末水服。木兰皮酒疸，利小便，同黄芪末服。〔石部〕滑石化食毒，除热黄疸。方解石热结黄疸。朴消积热黄疸。〔介部〕蟹湿热黄疸，烧研丸服。田螺利大小便，生擂酒服，治酒疸。猪脂五疸，日服取利。牛脂走精黄，面目俱黄，舌紫面裂，同豉煎热，绵裹贴舌上。牛乳老人黄疸，煮粥食。牛胆谷疸食黄，和苦参、龙胆，丸服。牛屎黄疸，绞汁服。或为末，丸服。豪猪屎烧服，治疸。〔人部〕发髲伤寒发黄，烧研水服。女劳黄疸，发热恶寒，小腹满，用一团猪膏，煎化服，病从小便出。女人月经衣女劳黄疸，烧灰酒服。

【脾胃】〔草部〕黄芪酒疸，心下懊痛，胫肿发斑，由大醉当风入水所致，同木兰皮末，酒服。白术主疸，除湿热，消食，利小便。泻血萎黄积年者，土炒，和熟地黄丸服。苍术亦可。远志面目黄，当归面黄，色枯，舌缩，同白术煎服。〔菜果〕老茄妇人血黄，竹刀切，阴干为末，每服二钱，酒下。椒红治疸。〔服石〕妇人内衣房劳黄病，块起若瘕，十死一生，烧灰酒服。白石英 五色石脂〔禽部〕黄雌鸡时行黄疾，煮食饮汁。鸡子三十六黄，用一个连壳烧研，醋一合，温服，鼻中虫出，为效，甚者不过三枚，神效。时行发黄，以酒、醋浸鸡子一夜，吞白数枚。

【食积】〔谷部〕神曲 麦蘖 黄蒸食黄黄汗，每夜水浸，平旦绞汁温服。米醋黄疸、黄汗。〔菜木〕丝瓜食黄，连子烧研，随所伤物煎汤，服二钱。皂荚食气黄肿，醋炙，同巴豆丸服。〔金石〕针砂消积，平肝，治黄。脾劳黄病，醋炒七次，同干漆、香附、平胃散，丸服。湿热黄疸，同百草霜、粳米丸服。矾

石疸水肿，同青矾、白面丸服。女劳黄疸，变成黑疸，腹胀如水，同消石丸服。妇人黄疸，因经水时房劳所致，同橘皮化蜡丸服。绿矾消积燥湿，化痰除胀。脾病黄肿，同百草霜、当归丸服。血证黄肿，同百草霜、五倍子、木香，丸服。同平胃散，酒黄，同平胃散、顺气散，丸服。食劳黄，枣肉丸服。同百草霜、炒面丸服，或同小麦、枣肉，丸服。百草霜消积滞，治黄疸。〔禽部〕白丁香急黄欲死，汤服立苏。五灵脂酒积黄肿，入麝香，丸服。

咳嗽

（有风寒、痰湿、火热、燥郁）

【风寒】〔草菜〕麻黄发散风寒，解肺经火郁。细辛去风湿，泄肺破痰。白前风寒上气，能保定肺气，多以温药佐使。久咳唾血，同桔梗、桑白皮、甘草，煎服。百部止暴嗽，浸酒服。三十年嗽，煎膏服，小儿寒嗽，同麻黄、杏仁，丸服。款冬花为温肺治嗽要药。牛蒡根风寒伤肺壅咳。飞廉风邪咳嗽。佛耳草除寒嗽。同款冬花、地黄、烧烟吸，治久近咳嗽。缩砂 紫苏 芥子并主寒嗽。生姜寒湿嗽，烧含之。久嗽，以白饧或蜜，煮食。小儿寒嗽，煎汤浴之。干姜〔果木〕蜀椒 桂心并主寒嗽。〔土石〕釜月下土卒咳嗽，同豉丸服。车釭妊娠咳嗽，烧投酒中，冷饮。石灰老小暴嗽，同蛤粉，丸服。钟乳石肺虚寒嗽。〔虫鱼〕蜂房小儿咳嗽，烧灰服。鲫鱼烧服，止咳嗽。〔禽兽〕白鸡卒嗽，煮苦酒服。鸡子、白皮久咳，同麻黄末服。羊胰远年咳嗽，同大枣，浸酒服。

【痰湿】〔草部〕半夏湿痰咳嗽，同南星、白术，丸服。气痰咳嗽，同南星、官桂，丸服。热痰咳嗽，

本草纲目

同南星、黄芩,丸服。肺热痰嗽,同栝楼仁,丸服。天南星气痰咳嗽,同半夏、橘皮,丸服。风痰咳嗽,炮研煎服。葶苈子久嗽不止,煮炒研末,同酥,煮枣食。三十年呷嗽,同木香、熏黄,烧烟吸。葶苈肺痈痰嗽,同知母、贝母、枣肉,丸服。芫花卒得痰嗽,煎水,有痰,入白糖,少少服。玄胡索老小痰嗽,同枯矾,和饧食。旋覆花 白药子 千金藤 黄环 荛花 大戟 甘遂 草犀 苏子 莛子〔菜谷〕

白芥子 蔓菁子并主痰气咳嗽。莱菔子痰气咳嗽,炒研,和糖食。上气痰嗽,唾脓血,煎汤服。莱菔瘘瘦咳嗽,煮食之。丝瓜化痰止嗽,烧研,枣肉丸服。烧酒寒痰咳嗽,同猪脂,茶末,香油,蜜浸服。〔果木〕

白果 榧子 海枣 棵子 都念子 盐麸子并主痰喘。香橼煮酒,止痰嗽。橘皮痰嗽,同甘草,丸服。经年气嗽,同神曲、生姜,蒸饼丸服。枳壳咳嗽痰滞。皂荚咳嗽囊结。卒寒嗽,烧研,豉汤服。桑白皮去肺中水气。咳血,同糯米蜜炙丸服。又同桂心、干姜,丸服。淮木久嗽上气。楮白皮水气咳嗽。

末服。厚朴〔金石〕矾石化痰止嗽,醋糊丸服,或加人参,或同炒矹子,丸服。浮石清金,化老痰。咳嗽不止,末服或丸。雌黄久嗽,煅过丸服。雄黄冷痰劳嗽。密陀僧礞石砒砂〔介虫〕马刀

蛤蜊粉并主痰嗽。鲨鱼壳积年咳嗽,同贝母、桔梗、牙皂,丸服。蚌粉痰嗽面浮,炒红,齑水入油服。鬼眼睛 白蚬壳卒嗽不止,为末酒服。海蛤 白僵蚕酒后痰嗽,焙研茶服。

【痰火】〔草部〕黄芩 桔梗 荠苨 前胡 百合 天门冬 山豆根 白鲜皮 马兜铃并清肺热,除痰咳。甘草除火伤肺咳。小儿热嗽,猪胆汁浸炙,蜜丸服。沙参益肺气,清肺火,水煎服。麦门冬心肺虚热,

火嗽,嚼食,甚妙。寒多人,禁服。百部热咳上气,火炙,酒浸服。暴咳嗽,同姜汁煎服。三十年嗽,汁,和蜜炼服。小儿寒嗽,同麻黄、杏仁,丸服。天花粉虚热咳嗽,同人参,末服。栝楼润肺,降火,涤痰,

为咳嗽要药。干咳，汁和蜜炼含。痰嗽，和蜜炒，同五倍子，丸噙。热咳不止，同姜、蜜蒸含。肺热痰嗽，同半夏，丸服。痰咳嗽，同青黛丸服。妇人夜咳，同香附、青黛，末服。灯笼草肺热咳嗽喉痛，为末汤服，仍傅喉外。贝母清肺消痰止咳，砂糖丸食。又治孕嗽，小儿睟嗽，同甘草丸服。知母消痰润肺，滋阴降火。久近痰嗽，同贝母末，姜片蘸食。石韦气热嗽，同槟榔，姜汤服。射干老血在心脾间，咳唾气臭。散胸中热气。马勃肺热久嗽，蜜丸服。桑花〔谷菜〕丹黍米并止热咳。百合肺热咳嗽，蜜蒸含之。土芋〔果木〕枇杷叶并止热咳。杏仁除肺中寒热咳嗽，童尿浸，研汁，熬酒丸服。巴旦杏汁消痰降火，食之，良。卒咳，以一碗入椒四十粒，煎沸，入黑饧一块，细服。又以一枚刺孔，纳椒煨食 梨又切片酥煎，冷食。又汁，和酥、蜜、地黄汁，熬稠含。干柿润心肺，止热咳。嗽血，蒸熟，掺青黛食。柿霜 余甘子丹石伤肺咳嗽。甘蔗汁虚热咳嗽涕唾，入青粱米，煮粥食。大枣 石蜜 刺蜜 桑叶并主热咳。〔金石〕金屑风热咳嗽。石膏热盛喘咳，同甘草末服。热嗽痰涌如泉，煅过，醋糊丸服。浮石热咳，丸服。石灰木肺热，同玄精石诸药，末服。玄精石 硼砂消痰止咳。五倍子敛肺降火，止嗽。百药煎清肺化痰，敛肺劫嗽，同诃子、荆芥，丸含。化痰，同黄芩、橘皮、甘草、丸含。

【虚劳】〔草部〕黄芪补肺泻火，止痰嗽、自汗及咳脓血。人参补肺气。肺虚久嗽，同鹿角胶末，煎服。

化痰止嗽，同明矾，丸服。喘嗽有血，鸡子清，五更调服。小儿喘嗽，发热自汗，有血，同天花粉服。五味子收肺气，止咳嗽，乃火热必用之药。久咳肺胀，同粟壳丸服。肺伤咳嗽，水煎服。吐血咳嗽，同甘草、五倍子、风化消末，噙。紫菀止咳脓血，消痰益肺。小儿咳嗽，同杏仁丸服。款冬花肺热劳咳，连连不绝，涕唾稠粘，为温肺

久嗽，同款冬花、百部，末服。小儿咳嗽，同杏仁丸服。

治嗽之最。痰嗽带血,同百合,丸服。以三两烧烟,筒吸之。仙灵脾劳气,三焦咳嗽,腹满不食,同五味子、覆盆子,丸服。地黄咳嗽吐血,酒服。柴胡除劳热胸胁痛,消痰止嗽。牛蒡子咳嗽伤肺。鬼臼咳劳。

【谷果】罂粟壳久咳多汗,醋炒,同乌梅末服。阿芙蓉久劳咳,同牛黄、乌梅诸药,丸服。同粟壳末服。桃仁急劳咳嗽,同猪肝、童尿煮,丸服。胡桃润燥化痰。久咳不止,同人参、杏仁,丸服。金果补虚,除痰嗽。仲思枣 乌梅【木石】干漆并主劳嗽。诃梨勒敛肺降火。久咳不止,含之咽汁。钟乳粉虚劳咳嗽。赤石脂咳则遗屎,同禹余粮煎服。【诸虫鳞介】蜜蜡虚咳,发热声嘶。久咳,浆水煮丸服。蛇含蛙久劳咳嗽,吐臭痰,连蛇煅末,酒服。鲫鱼头烧研服。鳖骨蒸咳嗽,同柴胡诸药,煮食。生龟一二十年咳嗽,煮汁,酿酒服。龟甲 蛤蚧【禽兽】鹳鹆 鹦鹉并主劳咳。慈乌骨蒸劳咳,酒煮食。乌鸦骨蒸劳咳嗽,煅末酒服。心,炙食。五灵脂咳嗽肺胀,同胡桃仁丸服,名敛肺丸。猪肾同椒煮食。卒嗽,同干姜煮食,取汗。猪胰二十年嗽,浸酒饮。同腻粉煅研服。猪肺肺虚咳嗽,麻油炒食。猪胆瘦病咳嗽,同人尿、姜汁、橘皮、诃子,煮汁服。羊胰久嗽,温肺润燥,同大枣,浸酒服。羊肺 羊肉 貒骨 獭肝 阿胶并主劳咳。黄明胶久嗽,同人参末、豉汤日服。人尿虚劳咳嗽。

【外治】木鳖子肺虚久嗽,同款冬花烧烟,筒吸之。榆皮久嗽欲死,以尺许出入喉中,吐脓血,愈。熏黄三十年呷嗽,同木通、莨菪子烧烟,筒熏之。钟乳粉一切劳嗽,同雄黄、款冬花,佛耳草烧烟,吸之。故茅屋上尘老嗽不止,同石黄诸药,烧烟吸。

寒热

（有外感，内伤，火郁，虚劳，疟、疮、瘰疬）

【和解】【草部】甘草五脏六腑寒热邪气，凡虚而多热者，加之。知母肾劳，憎寒烦热。丹参虚劳寒热。白头翁狂阳寒热。胡黄连小儿寒热。黄芩寒热往来，及骨蒸热毒。柴胡寒热邪气，推陈致新，去早辰潮热，寒热往来，妇人热入血室。前胡伤寒寒热，推陈致新。白鲜皮主壮热恶寒。茅根大黄并主血闭寒热。旋覆花五脏间寒热。茵蓣寒热如疟。屋游浮热在皮肤，往来寒热。乌韭 龙胆骨间寒热。白薇寒热酸痛。秦艽当归 芎䓖 芍药并主虚劳寒热。荆芥 积雪草 紫草 夏枯草 蠡实 芦根 木通 蒲黄 吴蓝连翘 蛇含 鸭跖草 凌霄花 土瓜根【菜果】冬瓜泡汁饮。茄子 马齿苋 薤白 杏花女子伤中，寒热痹。桃毛血瘕寒热。【木石】厚朴解利风寒寒热。牡荆 蔓荆并除骨间寒热。冷水服丹石，病发恶寒，冬月淋至百斛，取汗乃愈。松萝 枳实 竹茹 雄黄肝病寒热。石膏中风寒热。滑石胃热寒热。曾青养肝胆，除寒热。石青 石胆 食盐 朴消 矾石【虫介兽人】雀瓮 龟甲骨中寒热，或肌体寒热欲死，作汤良。鼍甲伏坚寒热。猪海蛤胸痛寒热。蛤蜊老癣为寒热。贝子温疰寒热，解肌，散结热。龙齿大人骨间寒热。悬蹄甲小儿寒热，烧末乳服。牛黄 人尿。

【补中清肺】【草谷】黄芪虚疾寒热。沙参 黄精 葳蕤 术并除寒热，益气和中。桔梗除寒热，利肺。灯笼草 麦门冬 紫菀 旋花根 黄环 天门冬 白英 忍冬 豌豆 绿豆 赤小豆 秫 百合 山药【果木】吴茱萸 椒红 桂利肝肺气，心腹寒热。辛夷五脏身体寒热。沉香诸虚寒热冷痰，同附子煎服。乌药解冷热。桑叶除寒热，出汗。茯苓 酸枣 山茱萸【石部】殷孽瘀血寒热。阳起石 禹余粮【禽兽】

鹫肪风虚寒热。猳猪头肉寒热。熊脂　鹿角　麋脂。

齿衄

（有阳明风热，湿热，肾虚）

【除热】防风　羌活　生苄　黄连。

【清补】人参齿缝出血成条，同茯苓、麦门冬煎服，奇效。上盛下虚，服凉药益甚者，六味地黄丸，黑锡丹。

【外治】香附姜汁炒研，或同青盐、百草霜。蒲黄炒焦。苦参同枯矾。骨碎补炒焦。丝瓜藤灰。寒水石同朱砂、甘草、片脑。五倍子烧。地龙同矾、麝。紫铆　枯矾　百草霜并揩掺。麦门冬　屋游地骨皮　苦竹叶　盐并煎水漱。童尿热漱。蜀椒　苦竹茹并煎醋漱。蟾酥按。铁钉烧烙。

健忘

（心虚，兼痰，兼火）

【补虚】【草木】甘草安魂魄，泻火养血，主健忘。人参开心益智，令人不忘，同猪肪炼过，酒服。远志定心肾气，益智慧不忘，为末，酒服。石菖蒲开心孔，通九窍，久服不忘不惑，为末，酒下。仙茅久服通神，强记聪明。淫羊藿益气强志，老人昏耄，中年健忘。丹参　当归　地黄并养血安神定志。预知子心气不足，恍惚错忘，怔悸烦郁，同人参、菖蒲、山药、黄精等，为丸服。〔谷菜果木〕麻勃主健忘。七

夕日收一升，同人参二两为末，蒸熟，每卧服一刀圭，能尽知四方事。山药镇心神，安魂魄，主健忘，开达心孔，多记事。龙眼安志强魂，主思虑伤脾，健忘怔忡，自汗惊悸，归脾汤用之。莲实清心宁神，末服。乳香心神不足，水火不济，健忘惊悸，同沉香、茯神、柏实〔鳞兽〕白龙骨健忘，同远志末，汤服。虎骨同龙骨、远志、末服。六畜心心昏多忘，研末酒服。

【痰热】〔草果〕黄连降心火，令人不忘。玄参补肾止忘。麦门冬　牡丹皮　柴胡　木通通利诸经脉壅、寒热之气，令人不忘。商陆花人心昏塞，多忘喜误，为末，夜服，梦中亦醒悟也。桃枝作枕及刻人佩之，主健忘。〔金石兽部〕旧铁铧心虚恍惚健忘，火烧淬酒浸水，日服。铁华粉　金薄　银薄　朱砂空青　白石英心脏风热，惊悸善忘，化痰安神，同朱砂为末服。牛黄除痰热健忘。

惊悸
（有火，有痰，兼虚）

【清镇】〔草谷〕黄连泻心肝火，去心窍恶血，止惊悸。麦门冬　远志　丹参　牡丹皮　玄参　知母并定心，安魂魄，止惊悸。甘草惊悸烦闷，安魂魄。伤寒心悸脉代，煎服。半夏心下悸忪，同麻黄丸服。

天南星心胆被惊，神不守舍，恍惚健忘，妄言妄见，同朱砂、琥珀、丸服。柴胡除烦止惊，平肝胆包络相火。龙胆退肝胆邪热，止惊悸。芍药泻肝，除烦热惊狂。人参　黄芪　白茯　胡麻〔菜木〕山药　淡竹沥黄檗　柏实　茯神　茯苓　乳香　没药　血竭　酸枣仁　厚朴　震烧木大惊失志，煮汁服。〔金石〕霹雳砧大惊失心恍惚，安神定志。天子藉田犁下土惊悸颠邪，水服。金屑　银屑　生银　朱砂银　朱砂银膏

本草纲目 第二卷 主治

自然铜　铅霜　黄丹　铁精　铁粉　紫石英煮汁。雄黄　玻璃　白石英　五色石脂〔鳞介禽兽〕龙骨　龙齿　夜明沙　鳖甲　牛黄　羚羊角　虎睛、骨、胆　羖羊角　象牙　麝脐香　犀角　醍醐并镇心平肝，除惊悸。猪心除惊补血，产后惊悸，煮食。猪心血同青黛、朱砂丸服，治心病邪热。猪肾心肾虚损，同参、归煮食。六畜心虚作痛，惊悸恐惑。震肉因惊失心，作脯食。〔人部〕人魄磨水服，定惊悸狂走。

不眠

（有心虚，胆虚，兼火）

【清热】〔草部〕灯心草夜不合眼，煎汤代茶。半夏阳盛阴虚，目不得瞑，同秫米，煎以千里流水，炊以苇火，饮之即得卧。地黄助心胆气。麦门冬除心肺热，安魂魄。〔谷菜〕秫米　大豆日夜不眠，以新布火炙熨目，并蒸豆枕之。干姜虚劳不眠，研末二钱，汤服，取汗。苦竹笋　睡菜　厥菜　马蕲子〔果木〕乌梅　槟榔并令人得睡。榆荚仁作糜羹食，令人多睡。蕤核熟用。酸枣胆虚，烦心不得眠，炒熟为末，竹叶汤下，或加人参、茯苓、白术、甘草，煎服，或加人参、辰砂、乳香，丸服。大枣烦闷不眠，同葱白煎服。木槿叶炒煎饮服，令人得眠。郁李仁因悸不得眠，为末酒服。松萝去痰热，令人得眠。活血。茯神　知母　牡丹皮〔金石〕生银　紫石英　朱砂〔虫兽〕蜂蜜　白鸭煮汁。马头骨灰胆虚不眠，同乳香、酸枣，末服。

多眠

（脾虚，兼湿热，风热）

【脾湿】〔草木〕木通脾病，常欲眠。术 葳蕤 黄芪 人参 沙参 土茯苓 茯苓 荆沥 南烛并主好睡。蕤核生用，治足睡。花构叶人耽睡，晒研汤服，日二。〔鳞禽〕龙骨主多寐泄精。鸤鸠安神定志，令人少睡。

【风热】〔草部〕苦参 营实并除有热好眠。甘蓝及子久食益心力，治人多睡。龙葵 酸浆并令人少睡。当归 地黄并主脾气，痿蹙嗜卧。苍耳 白薇风温灼热，多眠。白苣 苦苣〔果木〕茶治风热昏愦，多睡不醒。皂卢除烦消痰，令人不睡。酸枣胆热好眠，生研汤服。枣叶生煎饮。〔兽部〕马头骨灰胆热多眠，烧灰水服，日三夜一。亦作枕。又同朱砂、铁粉、龙胆，丸服。

溲数遗尿

（有虚热、虚寒。肺盛，则小便数而欠；虚，则欠咳小便遗。心虚，则少气遗尿。肝实，则癃闭；虚，则遗尿。脬遗热于膀胱则遗尿。膀胱不约，则遗；不藏，则水泉不禁；脬损，则小便滴沥不禁）

【虚热】〔草菜〕香附小便数，为末酒服。白薇妇人遗尿，同白芍末，酒服。败船茹妇人遗尿，为末酒服。菰根汁 麦门冬 土瓜根并止小便不禁。牡丹皮除厥阴热，止小便。生地黄除湿热。续断 漏芦并缩小便。桑耳遗尿，水煮，或为末酒服。松蕈食之，治溲浊不禁。〔木石〕茯苓小便数，同矾煮山药，散服；不禁，同地黄汁熬膏，丸服；小儿尿床，同茯神、益智，末服。黄檗小便频数，遗精白浊，诸虚不足，

本草纲目

第二卷 主治

同糯米、童尿，九浸九晒，酒糊丸服。溲疏止遗尿。椿白皮 石膏小便卒数，韭淋，人瘦，煮汁服。雌黄肾消，尿数不禁，同盐炒干姜，丸服。乌古瓦煮汁服，止小便。胡粉 黄丹〔兽部〕象牙 象肉水煮服，通小便；烧服，止小便多。

【虚寒】〔草部〕仙茅丈夫虚劳，老人失尿，丸服。补骨脂肾气虚寒，小便无度，同茴香丸服，小儿遗尿，为末，夜服。益智子夜多小便，取二十四枚，入盐煎服，心虚者，同茯苓、白术末服，或同乌梅丸服。覆盆子益肾脏，缩小便，酒焙，末服。草乌头老人遗尿，童尿浸七日，炒盐，酒糊丸，服二三丸。萆薢尿数遗尿，为末，盐汤服，或为丸服。菝葜小便滑数，为末酒服。狗脊主失尿不节，利老人，益男子。葳蕤茎中寒，小便数。人参 黄芪气虚遗精。牛膝阴消，老人失尿。蔷薇根止小便失禁及尿床，捣汁为散，煎服，并良。甘草头夜煎服，止小儿遗尿。鸡肠草止小便数遗，煮羹食。菟丝子 五味子 肉苁蓉 蒺藜 菖蒲并暖水脏，止小便多。附子暖丹田，缩小便。〔菜谷〕山药矾水煮过，同茯苓末服。茴香止便数，同盐，蘸糯糕食。韭子入命门，治小便频数遗尿，同糯米，煮粥食。山韭宜肾，主大小便数。干姜止夜多小便，小豆叶煮食，止小便数。杵汁，止遗尿。豇豆止小便。糯米暖肺，缩小便。粢糕〔果木〕芡实小便不禁，并暖水脏，卧时煨食，酒下。莲实小便数，人猪肚煮过，醋糊丸服。银杏小便数，七生七煨，食之温肺益气。胡桃小便夜多，秋石，丸服。蜀椒通肾，缩小便。桂小儿遗尿，同龙骨、雄鸡肝，丸服。乌药缩小便。同茯苓、莲肉、秋石，丸服。青蚨 露蜂房 海月〔禽兽〕雀肉、卵并缩小便。鸡子作酒，暖水脏，缩小便。桑螵蛸益精止遗尿，同龙骨、雄鸡肝、肠、嗉，叶，煎代茶饮。山茱萸〔石虫〕硇砂冷病，夜多小便。紫稍花脆腔、翎羽并止小便遗失不禁。鸡屎白产后遗尿，烧灰，酒服。鹿茸小便数，为末服。鹿角炙末，酒服。

鹿角霜上热下寒，小便不禁，为丸服；频数，加茯苓，麝香止小便，利水，服一钱。羊肺 羊肚作羹食，止小便。羊脬下虚遗尿，炙熟食。猪脬梦中遗尿，炙食。同猪肚盛糯米，煮食。猪肠 秋石并主梦中遗尿数。

【止塞】【果木】酸石榴小便不禁，烧研，以榴白皮煎汤，服二钱，枝亦可，日二。荷叶 金樱子 诃黎勒【服器】麻鞋带鼻水煮服，治尿床。又尖头烧，水服。本人荐草烧水服。白纸安床下，待遗上，晒干烧末，酒服。【禽介】鹊巢中草小便不禁，烧研，蔷薇根汤服。燕蓐草遗尿，烧研，水服。鸡窠草烧研，酒服。牡蛎不渴而小便大利欲死，童尿煎二两服。【鳞石】龙骨同桑螵蛸，为末服。白矾男女遗尿，同牡蛎服。赤石脂同牡蛎、盐末，丸服。

小便血

（不痛者，为尿血，主虚；痛者，为血淋，主热）

【尿血】【草部】生地黄汁，和姜汁、蜜服。蒲黄地黄汁调服，或加发灰。益母草汁。车前草汁。旱莲同车前，取汁服。芭蕉根旱莲等分，煎服。白芷同当归末服。镜面草汁。五叶藤汁。茅根煎饮。劳，加干姜。延胡索同朴消煎服。升麻小儿尿血，煎服。龙胆草煎服。荆芥同缩砂末服。甘草小儿尿血，煎服。人参阴虚者，同黄芩，蜜炙萝卜蘸食。郁金破恶血，血淋尿血，葱白煎。当归煎酒。香附煎酒服后服地榆汤。狼牙草同蚌粉、槐花、百药煎，末服。葵茎烧灰酒服。败酱化脓血。苎根煎服。牛膝煎服。地榆 菟丝子 肉苁蓉 蒺藜 续断 漏芦 泽泻【菜谷】苦荬酒、水各半，煎服。水芹汁日服。韭汁和童尿服。韭子 葱汁 葱白水煎。莴苣贴脐。淡豉小便血条，煎饮。黍根灰酒服。胡麻水浸绞汁。火麻水煎。

本草纲目

麦麸炒香，猪脂蘸食。胡燕窠中草灰妇人尿血，酒服。〔果木〕荷叶水煎。乌梅烧末，醋糊丸服。棕榈半烧半炒，水服。地骨皮新者，浓煎，入酒服。柏叶同黄连末，酒服。竹茹煎水。琥珀灯心汤调服。槐花同郁金末，淡豉汤服。栀子水煎。棘刺水煎。荆叶汁，和酒服。乳香末，饮服。〔器用〕墨大小便血，阿胶汤化服二钱。败船茹妇人尿血，水煎。〔虫鳞禽兽〕衣鱼妇人尿血，纳入二十枚。五倍子盐梅丸服。蚕茧大小便血，同蚕，连蚕沙、僵蚕为末，入麝香服。龙骨酒服。鸡膍胵。鹿角末服。白胶水煮服。鹿茸〔人部〕丈夫爪甲烧灰，酒服。发灰酒服。

〔血淋〕〔草部〕牛膝煎。车前子末服。海金沙砂糖水，服一钱。生地黄同车前汁，温服。又同生姜汁服。地锦服汁。小蓟 葵根同车前子，煎服。茅根同干姜，煎服。黑牵牛半生半炒，姜汤服。香附同陈皮、赤茯苓，煎服。酢浆草汁，入五苓散服。山箬叶烧，入麝香服。山慈姑花同地檗花煎服。白薇同芍药酒服。地榆 鸡苏 葵子〔菜谷〕水芹根汁。茄叶末，盐、酒服二钱。赤小豆炒末，葱汤服。大豆叶煎服。青粱米同车前子煮粥，治老人血淋。大麻根水煎。〔果木〕桃胶同木通、石膏，水煎服。莲房烧，葱汤服。藕节汁。槟榔磨，麦门冬汤服。干柿三枚，烧服。榔白皮同桑黄煎服。琥珀末服。山栀子同滑石末，入麝香，水服。竹茹水煎。〔石虫〕浮石甘草汤服。石燕同赤小豆、商陆、红花，末服。百药煎同黄连、车前、滑石、木香，末服。晚蚕蛾末，热酒服二钱。蜣螂研，水服。海螵蛸生地黄汁调服。又同地黄、赤茯苓，末服。鲟鱼煮汁。鲤鱼齿〔禽兽〕鸡屎白小儿血淋，糊丸服。阿胶 黄明胶 发灰米汤入醋服，大小便血，血淋，入麝香。

阴痿

（有湿热者，属肝脾；有虚者，属肺肾）

【湿热】

【草菜】天门冬 麦门冬 知母 石斛并强阴益精。车前子男子伤中。养肺强阴，益精生子。葛根起阴。牡丹皮 升麻 柴胡 泽泻 龙胆 庵䕡并益精补气，治阴痿。丝瓜汁阴茎挺长，肝经湿热也，调五倍子末傅之。内服小柴胡加黄连。

【水石】菊花上水益色壮阳。丹砂同茯苓，丸服。

【果木】枳实阴痿有气者，加之。茯苓 五加皮 黄檗

【虚弱】

【草部】人参益肺肾元气，熬膏。黄芪益气利阴。甘草益肾气内伤，令人阴不痿。熟地黄滋肾水，益真阴。肉苁蓉茎中寒热疼痒，强阴，益精气，多子。男子绝阳不生，女子绝阴不产，壮阳，日御过倍，同羊肉煮粥，食之。锁阳益精血，大补阴气，润燥治痿，功同苁蓉。列当兴阳，浸酒服。何首乌长筋骨，益精髓，坚阳道，令人有子。牛膝治阴痿，补肾，强筋填髓。远志益精强志，坚阳道。利丈夫。巴戟天同上。百脉根除劳，浸酒服。狗脊坚腰脊，利俯仰，宜老人。仙茅丈夫虚劳，老人无子，益阳道，房事不倦。附子天麻益气长阴，助阳强筋。牡蒙淫羊藿阴痿，茎中痛，丈夫绝阳无子，女人绝阴无子，老人昏耄，煮酒饮。蓬蘽益精长阴，令人坚强有子。覆盆子强阴健阳，男子精虚阴痿，酒浸为末，日服三钱，能令坚长。菟丝子强阴，坚筋骨，茎寒精出。蛇床子主阴痿，久服令人有子，益女人阴气，同五味、菟丝，丸服。五味子强阴，益男子精，壮水镇阳，为末，酒服，尽一斤，可御十女。补骨脂主骨髓伤败肾冷，通命门，暖丹田，兴阳事，同胡桃诸药丸服。艾子壮阳，助水脏，暖子宫。萝摩子益精气，强阴道。叶同。木莲壮阳。木香

【菜果】山药益气强阴。韭 薤归肾壮阳。葫温补。胡桃阳痿，同补骨脂，

蜜丸服。阿月浑子肾虚痿弱，得山茱萸，良。吴茱萸女子阴冷，嚼细纳入，良久如火。〔木石〕山茱萸补肾气，添精髓，兴阳道，坚阴茎。枸杞补肾强阴。石南肾气内伤，阴衰脚弱，利筋骨皮毛。白棘丈夫虚损，阴痿精出。女贞实强阴。没石子烧灰，治阴毒痿。石钟乳下焦伤竭，强阴益阳，煮牛乳或酒服。阳起石男子阴痿，茎头寒，腰酸膝冷，命门不足，为末，酒服。砒砂除冷病，暖水脏，大益阳事，止小便。白石英阴痿，肺痿。石硫黄阳虚寒，壮阴道。又同地肤子服。〔虫鳞介〕雄蚕蛾益精气，强阴道，交接不倦，炒，蜜丸服。枸杞虫和地黄丸服，大起阴益精。蜂窠阴痿，烧研，酒服，并傅之。紫稍花益阳秘精治阴痿，同龙骨、麝香、丸服。鲤鱼胆同雄鸡肝，丸服。虾米补肾兴阴，以蛤蚧、茴香、盐治之，良。九香虫补脾胃，壮元阳。蜻蛉 青蚨 樗鸡 桑螵蛸 海马 泥鳅食之。海蛤 魁蛤〔禽兽〕雀卵阴痿不起，强之令热，多精有子，和天雄、菟丝、丸服。雀肉冬月食之，起阳道，秘精髓。雀肝 英鸡 蒿雀 石燕雄鸡肝起阴，同菟丝子、雀卵，丸服。鹿茸鹿角 鹿髓及精 狗肉 羊肉 羊肾 灵猫阴 膃肭脐 白马阴茎和苁豆豉汁，煮羹食。牡狗阴茎伤中阴痿，令强热生子。狗肉 白胶 麋角 麝香 獭猪肾同枸杞叶、蓉丸服，百日见效。山獭阴茎阴虚阴痿，精寒而清，酒磨服。败笔头男子交婚之夕茎痿，烧灰，酒服二钱。

〔人部〕秋石　紫河车。

囊痒

（阴汗、阴臊、阴疼，皆属湿热，亦有肝肾风虚。厥阴实，则挺长；虚，则暴痒）

【内服】白芷　羌活　防风　柴胡　白术　麻黄根　车前子　白蒺藜　白附子　黄芩　木通　远志　藁

本香　黑牵牛　石菖蒲　生地黄　当归　细辛　山药　荆芥穗　补骨脂男子阴囊湿痒。黄芪阴汗，酒炒为末，猪心蘸食。荜茇没止阴汗。苍术　龙胆草　川大黄　天雄　大蒜阴汗作痒，同淡豉，丸服。栀子仁　茯苓　黄檗　五加皮男女阴痒。杜仲　滑石　白僵蚕男子阴痒痛。猪胂肾气阴痒，多食，盐酒下。

【熏洗】蛇床子　甘草　水苏　车前子　狼牙草　莨菪子　墙头烂草　妇人阴痒，同荆芥、牙皂煎洗。荷叶阴肿痛及阴痿囊痒。同浮萍、蛇床煎洗。阿月浑子　木皮　茱萸　槐花　松毛　牡荆叶　木兰皮　白矾紫稍花。

【傅扑】五味子阴冷。蒲黄　蛇床子　生大黄嚼傅。麻黄根同牡蛎、干姜扑。又同硫黄末扑之。没石子菖蒲同蛇床子傅。干姜阴冷。胡麻嚼涂。大豆黄嚼涂。吴茱萸　蜀椒同杏仁傅，又主女人阴冷。杏仁炒，塞妇人阴痒。银杏阴上生虱作痒，嚼涂。桃仁粉涂。茶末　松香同花椒浸香油，烧灰滴搽。皂角糯禾，烧烟日熏。肥皂烧搽。麸炭同紫苏叶，香油调涂。铸铧、锄孔中黄土　炉甘石同蚌粉扑。密陀僧　滑石同石膏，入少矾傅。阳起石涂湿痒臭汗。雄黄阴痒有虫，同枯矾、羊蹄汁搽。五倍子同茶末涂。龙骨　牡蛎　乌贼骨　鸡肝　羊肝　猪肝并塞妇人阴痒。牛屎烧傅。

大便燥结

（有热，有风，有气，有血，有湿，有虚，有阴，有脾约，三焦约，前后关格）

【通利】【草部】大黄　牵牛利大小便，除三焦壅结，气秘气滞，半生半炒服，或同皂荚丸服。芫花　泽泻　荛花并利大小便。射干汁服，利大小便。独行根利大肠。甘遂下水饮，治二便关格，

本草纲目

第二卷 主治

蜜水服之，亦傅脐。续随子利大小肠，下恶滞物。〔果木〕桃花水服，桃叶汁服，通大便。

李仁利大小肠，破结气血燥，或末或丸，作面食。乌桕皮煎服，利大小便；末服，通三焦约，前后大小便。

关格不通。巴豆 樗根白皮 雄楝根皮〔石虫〕腻粉通大肠壅结，同黄丹服。白矾利大小肠，二便关格，围脐中，滴冷水。蜣螂二便不通，焙末，水服。蝼蛄二便不通欲死，同蜣螂末服。

【养血润燥】〔草部〕当归同白芷末服。地黄 冬葵子 吴葵花 羊蹄根 紫草利大肠。痈疽痘疹闭结，煎服。土瓜根汁灌肠。〔谷菜〕胡麻 胡麻油 麻子仁老人、虚人、产后闭结，煮粥食之。粟米 秫 荞

麦 大小麦 麦酱汁 苋菜 芋 百合 葫 苦耽 菠薐菜 苦荬菜 白苣 苜蓿 薇 落

葵 笋〔果木〕甘蔗 桃仁血燥，同陈皮服。产后闭，同藕节煎服。杏仁气闭，同陈皮服。苦枣 梨 菱

柿子 柏子仁老人虚闷，同松子仁、麻仁，丸服。〔石虫介〕食盐润燥，通大小便，傅脐及灌肛内，并饮之。

炼盐黑丸通治诸病。蜂蜜 蜂子 螺蛳 海蛤并利大小便。田螺傅脐。〔禽兽〕鸡屎白 牛乳 驴乳

腐酥酪 猪脂 诸血 羊胆下导。猪胆下导。猪肉冷利。兔 水獭 阿胶利大小肠，调大肠圣药也。老

人虚闭，葱白汤服；产后虚闭，同枳壳、滑石，丸服。黄明胶〔人部〕发灰二便不通，水服。人溺利大肠。

【导气】〔草部〕白芷风闭，末服。蒴藋风闭，同皂荚末服。烂茅节大便不通，服药不利者，同沧盐，

吹入肛内一寸。生葛 威灵仙 旋覆花 地蜈蚣汁并冷利。草乌头二便不通，葱蘸插入肛内，名霹雳箭。

羌活利大肠。〔菜谷〕石莼风闭，煮饮。萝卜子利大小肠风闭，气闭，炒，擂水服。和皂荚末服。蔓菁子

油二便闭，服一合。葱白大肠虚闭，同盐捣，贴脐；二便闭，和酢傅小腹，仍灸七壮；小儿虚闭，煎汤调

阿胶末服。仍蘸蜜，插肛内。生姜蘸盐，插肛内。茴香大小便闭，同麻仁、葱白煎汤，调五苓散服。大麦

藜产后闭塞，为末服。〔果木〕枳壳利大小肠。同甘草煎服，治小儿闭塞。枳实下气破结。同皂荚丸服。治风气闭。陈橘皮大便气闭，连白酒煮、焙研，酒服二钱。老人，加杏仁，丸服。槟榔大小便气闭，为末，童尿、葱白煎服。乌梅大便不通，气奔欲死，十枚，纳入肛内。瓜蒂末，塞肛内。厚朴大肠干结，猪脏煮汁，丸服。茶末产后闭结，葱涎和丸，茶服百丸。皂荚风人、虚人、脚气人、大肠或闭或利，酥炒，蜜丸服；便闭，同蒜捣，傅脐内。白胶香同鼠屎，纳下部。〔器兽〕甑带大小便闭，煮汁，和蒲黄服。雄鼠屎二便不通，水调傅脐。

【虚寒】〔草部〕黄芪老人虚闭，同陈皮末，以麻仁煮，蜜煎，匀和服。人参产后闭，同枳壳、麻仁，丸服。甘草小儿初生，大便不通，同枳壳一钱，煎服。肉苁蓉老人虚闭，同沉香、麻仁，丸服。锁阳虚闭，丸服。半夏辛能润燥，主冷闭，同硫黄，丸服。附子冷闭，为末，蜜水服。〔果石〕胡椒大小便关格，胀闷杀人，二十一粒，煎，调芒消半两服。吴茱萸枝二便卒关格，含一寸自通。硫黄性热而利，老人冷闭。

脱肛

（有泻痢，痔漏，大肠气虚也。附肛门肿痛，大肠气虚也。）

【内服】〔草部〕防风同鸡冠花，丸服。茜根榴皮，煎酒服。蛇床子同甘草末服。黄栝楼服汁，或入矾煅，为丸。防己实焙，煎代茶。梽藤子烧服。卷柏末服。鸡冠花同棕灰、羌活，末服。益奶草浸酒服。槐角同紫堇花同慈石毛服，并傅。阿芙蓉〔果木〕荷钱酒服，并傅。蜀椒每旦嚼一钱，凉水饮下，自效。槐花炒末，猪肾蘸食。花构叶末服，并涂。诃黎勒 桑黄并治下痢，肛门急疼。甑带煮汁。〔石虫〕慈石

本草纲目

火煅醋淬,末服,仍涂囟上。百药煎同乌梅、木瓜,煎服。〔介兽〕鳖头烧服,并涂。虎胫骨蜜炙,丸服。猬皮灰同慈石、桂心,服。

〔外治〕〔草部〕木贼 紫萍 葨苕子 蒲黄 蕙草根中涕并涂。芦根煎洗。苦参同五倍子、陈壁土,煎洗,木贼末傅之。香附子同荆芥煎洗。女萎烧熏。曼陀罗子同橡斗、朴消,煎洗。酢浆草煎洗。〔菜谷〕生萝卜捣贴脐中,束之。胡荽烧熏。胡荽子痔漏、脱肛,同粟糠、乳香,烧烟熏。蕺菜捣涂。粟糠烧熏。榴皮洗。枳实炙蜜,熨。橡斗可洗,可傅。巴豆壳同芭蕉汁洗后,以麻油、龙骨、白矾傅。皂荚烧熏,亦灸熨。黄皮桑树叶洗。龙脑傅。槿皮洗。故麻鞋底同鳖头烧灰,傅之。〔土金石部〕东壁土傅。孩儿茶同熊胆、片脑,傅。梁上尘同鼠屎,烧熏。石灰炒热坐。赤石脂 铁精 铁铧粉并傅。生铁汁热洗。朴消同地龙涂。白矾〔虫介鳞兽〕蛞蝓 缘桑螺烧灰。蛴螬烧灰。并涂。蛱蝶研末,涂手心。蛤蟆皮烧熏。五倍子可傅,可洗。田螺捣,坐;化水,洗。烂螺壳 龟血 鳖血 鲫鱼头灰 白龙骨 狗涎 羊脂 败笔头灰并涂。熊胆贴肛边肿痛,极效。

淤血

(有郁怒,有劳力,有损伤)

〔破血散血〕〔草部〕生甘草行厥阴、阳明二经污浊之血。黄芩热入血室。黄连赤目淤血,上部见血。败酱破多年凝血。射干消淤血,老血在心脾间。草薢关节老血。黄芪逐五脏间恶血。白术利腰脐间血。黄桔梗打击淤血,久在肠内,时发动者,为末,米饮服。大黄煎酒服,去妇人血癖,男女伤损淤血,醋丸,

治干血气，产后血块。蓬莪茂消扑损内伤淤血，通肝经聚血，女人月经血气。三棱通肝经积血，女人月水，产后恶血。牡丹皮淤血留舍肠胃，女人一切血气。芍药逐贼血，女人血闭，胎前、产后一切血病。红蓝花多用，破血；少用，养血。酒煮，下产后血。常春藤腹内诸冷血、风血，煮酒服。当归 丹参 芎䓖 白芷 泽兰 马兰 大小蓟 芒箔 芒茎并破宿血，养新血。玄参治血瘕，下寒血。贯众 紫参 玄胡索 茅根 杜衡 紫金牛 土当归 芭蕉根 天名精 牛蒡根 苎麻叶 飞廉 续断 茺蔚 藁蒿 紫苏 荆芥 爵床 野菊 番红花 刘寄奴 庵蔄 薰草 苦杖 马鞭草 车前 牛膝 蒺藜 独用将军 地黄 紫金藤 葎草 茜草 剪草 通草 赤雹儿并破淤血、血闭。半夏 天南星 天雄 续随子 山漆〔谷菜〕赤小豆 米醋 黄麻根 麻子仁并消散淤血。黑大豆 大豆黄卷 红曲 饴饧 芸薹子并破淤血。韭汁清胃脘恶血。葱汁 莱菔 生姜 干姜 堇菜 蘩蒌 木耳 苦竹肉〔果木〕桃仁 桃胶 桃毛 李仁 杏枝并破淤血、老血。红柿 桄榔子 楮子 山楂 荷叶 藕 蜀椒 秦椒 柳叶 桑叶 琥珀并消淤血。栀子清胃脘血。茯苓利腰脐血。白杨皮去折伤宿血，在骨肉间疼。干漆消年深积滞老血。苏方木 桐木 紫荆皮 卫矛 奴柘〔石虫〕朴消并破淤恶血。乳香 没药 骐驎竭 质汗并活血、散血、止血。松杨破恶血，养新血。枳杋腕跌淤血。
然铜 生铁 石灰 殷蘖 越砥 砺石 水蛭 虻虫〔鳞介〕鳜鱼 鲗鱼 鳔胶 龟甲 鳖甲〔禽兽〕白雄鸡翮并破腹内淤血。黑雌鸡破心中宿血，补心血。五灵脂生，行血；熟，止血。鸦翅 牛角䚡 白马蹄 牛酥 狮屎 犀角 羚羊角 鹿角〔人部〕人尿 人中白并破淤血。

诸虫

（有蛔、白、蛲、伏、肉、肺、胃、弱、赤九种。又有尸虫、劳虫、疳虫、瘕虫）

【杀虫】【草部】术嗜生米，有虫，蒸饼丸服。蓝叶杀虫蚑。应声虫及鳖瘕，并服汁。马蓼去肠中蛭虫。鹤虱杀蛔、蛲及五脏虫，肉汁服末；心痛，醋服。狼毒 狼牙 藜芦并杀腹脏一切虫。萑草杀九虫。龙胆去肠中小虫及蛔痛，煎服。白芷浴身。黄精并去三尸。杜衡 贯众 蘼芜 紫河车 云实 白菖 百部天门冬 赭魁 石长生并杀蛔、蛲、寸白诸虫。连翘 山豆根下白虫。黄连 苦参 苍耳 飞廉 天名精蜀羊泉 蒺藜 干苔 酸草 骨碎补 羊蹄根 赤藤 牵牛 蛇含 营实根并杀小虫、疳虫。艾叶蛔痛，捣汁服，或煎水服，当吐下虫；虫食肛，烧熏之。萹蓄小儿蛔痛，煮汁，煎醋，熬膏，皆有效。使君子杀小儿蛔，生食，煎饮，或为丸散，皆效。石龙刍 漏芦 肉豆蔻 蒟酱 马鞭草熬膏。瞿麦 灯笼草 地黄 白芨【谷菜】小麦炒，末服。并杀蛔虫。薏苡根下三虫，止蛔痛，一升煎服，虫尽死。大麻子同茱萸根，浸水服，虫尽下。亦捣汁服。白米米症嗜米，同鸡矢白炒服，取吐。秫米食鸭成症瘕，研水服，入膻食。丹黍米泔服，治鳖瘕。寒食饧吐蛟龙症。生姜杀长虫。槐耳烧末水服，蛔立出。蕳菌去三虫，为末，入臐食。天花蕫 藜 灰蘿 苦瓠 马齿苋 败瓢【果部】柿并杀虫。橘皮去寸白。杙华去赤虫。桃仁 桃叶杀尸虫槟榔杀三虫、伏、尸，为末，大腹皮汤下。榧子去三虫，食七日，虫化为水。阿勃勒 酸榴东行根 樱桃东行根 林檎东行根并杀三虫，煎水服。吴茱萸东行根杀三虫，酒，水煎服；肝劳生虫，同粳米，鸡子白，丸服。肝劳发热有虫，令人好呕，同橘皮、大麻子，浸酒服。醋林子寸白、蛔痛，小儿疳蛔，皆为末，酒服。杏仁杀小虫。蜀椒蛔痛，炒，淋酒服。乌梅煎服，安蛔。盐麸树皮藕同蜜食，令人腹脏肥，不生诸虫。

〔木部〕乌药并杀蛔。柏叶杀五脏虫，益人，不生诸虫。相思子杀腹脏皮肤一切虫。桑白皮 金樱根 郁李根 蔓荆并杀寸白虫。阿魏 芦荟 黄檗 樗白皮 合欢皮 皂角及刺木皮 大枫子 苦竹叶 石南并杀小虫、痔虫。干漆杀三虫。小儿虫痛，烧，同芜荑末服，棟白皮杀蛔虫，煎水服，或为末，或入麝香，或煮鸡子食。实，杀三虫。花，杀蚕虱。芫荑去三虫、恶虫，为末，饮服。或同槟榔丸服。日服，治气鳖、酒鳖。大空去三虫。涂发，杀蚬虱。荚蒾煮粥食，杀三虫。雷丸 厚朴 梓白皮 楸白皮 桐木皮 山茱萸 丁香 醋浸，塞谷道中，杀长虫。花，杀蚕虱。苏合香 安息香 龙脑香 樟脑香并杀三虫。〔水石〕神水和獭肝丸，杀虫积。浸蓝水杀虫，下水蛭。黑锡灰沙糖服，下寸白。黄丹 密陀僧 曾青并下寸白。胡粉葱汁丸服，治女人虫心疼，下寸白。硫黄杀腹脏虫，诸疮虫。气鳖、酒鳖，以酒常服。雌黄 雄黄虫疼吐水，煎醋服。又杀诸疮虫。食盐杀一切虫。霹雳砧杀痨虫。石灰杀蛲虫。砒石 理石长石 白青并杀三虫。〔服器〕梳篦去虱症。死人枕席杀尸疰、石蛔。〔虫鳞〕蜂子小儿五虫，从口吐出。蜂窠灰酒服，寸白。蛔虫皆死出。蚕茧及蛹除蛔。白蜡 白僵蚕 蚺蛇胆及肉 蝮蛇并杀三虫。鼍甲 鳜鱼 鲟鱼并杀小虫。鳗鲡鱼淡煮食，杀诸虫、痨虫。虾鳖瘕，宜食。海虾鲊杀虫。河豚 海豚 海螵蛸〔禽兽〕鸽头 竹鸡 百舌 乌鸦并杀虫。皂杀三虫及腹脏一切虫。五灵脂心脾虫痛，同槟榔末服；小儿虫痛，同灵矾丸服，取吐。鸡子白蛔痛，打破，合醋服；人好漆在内，吞之，虫即出。鸡屎白鳖症，米瘕。鸽屎杀蛔，烧服。蜀水花杀蛔。啄木鸟 鹰屎白 熊脂 獭肝 猫肝 虎牙并杀痨虫。猪肚杀痨虫。酿黄米，蒸丸服。治痔蛔瘦病。猪血嘈杂有虫，油炒，食之。猪肪发瘕，煮食。猫头灰酒服，治鳖瘕。獾肉 鼠肉兔屎并杀痔、痨、蛔虫。羊脂 牛胆 熊胆 麝香 猬皮及脂并杀小虫。鼬鼠心肝虫痛，同乳、没丸服。

本草纲目

腰痛

（有肾虚，湿热，痰气，淤血，闪朒，风寒）

【虚损】

〔草部〕补骨脂骨髓伤败，腰膝冷。肾虚腰痛，为末，酒服，或同杜仲、胡桃，丸服；妊娠腰痛，为末，胡桃酒下。菊花腰痛去来陶陶。艾叶带脉为病，腰溶溶如坐水中。附子补下焦之阳虚。蒺藜补肾，治腰痛及奔豚肾气，蜜丸服。萆薢腰脊痛强，男子肾腰痛，久冷痹软，同杜仲末，酒服。狗脊葵牛膝 肉苁蓉 天麻 蛇床子 石斛〔谷菜〕山药并主男子腰膝强痛，补肾益精。韭子同安息香丸服。茴香肾虚腰痛，猪肾煨食，腰痛如刺，角茴末，盐，酒服，或加杜仲、木香，外以糯米炒熨。干姜 薢蓣子 胡麻〔果木〕胡桃肾虚腰痛，同补骨脂丸服。栗子肾虚腰脚不遂。风干，日食。山楂老人腰痛，同鹿茸丸服。阿月浑子 莲实 芡实 沉香 乳香并补腰膝命门。杜仲肾虚冷臀痛，煎汁，煮羊肾作羹食。浸酒服。为末酒服。青娥丸。枸杞根同杜仲、萆薢，浸酒服。五加皮贼风伤人，软脚臀腰，去多年淤血。柏实腰中重痛，肾中寒，膀胱冷脓宿水。山茱萸 桂〔介兽〕龟甲并主腰肾冷痛。鳖甲卒腰痛，不可俯仰，炙研，酒服。猪肾腰虚痛，包杜仲末，煨食。羊肾为末，酒服。老人肾硬，同杜仲炙食。羊头、蹄、脊骨和蒜、薤煮食。鹿茸同菟丝子、茴香丸服。同山药，煮酒服。鹿角炒研酒服，或浸酒麋角及茸酒服。虎胫骨酥炙，浸酒饮。

【湿热】

〔草部〕知母腰痛，泻肾火。蕨蓣湿毒腰痛。威灵仙宿脓恶水，腰膝冷疼，酒服一钱，取利。

或丸服。青木香气滞腰痛，同乳香酒服。地肤子积年腰痛时发，为末，酒服，日五六次。蛤蟆草湿气腰痛同葱、枣煮酒，常服。牵牛子除湿热气滞，腰痛下冷脓，半生半炒，同硫黄末、白面作丸，煮食。木鳖子蕙草〔果木〕桃花湿气腰痛，酒服一钱，一宿即消，或酿酒服。槟榔腰重作痛，为末，酒服。甜瓜子腰腿痛，酒浸末服。皂荚子腰脚风痛，酥炒，丸服。郁李仁宣腰胯冷脓。茯苓利腰脐间血。海桐皮风毒腰膝痛。桑寄生〔介兽〕淡菜腰痛胁急。海蛤 牛黄妊娠腰痛，烧末，酒服。

【风寒】羌活 麻黄太阳病腰脊痛。藁本十种恶风鬼注，流入腰痛。

【血滞】〔草谷菜〕延胡索止暴腰痛，活血利气，同当归、桂心末，酒服。蘘荷根妇人腰痛，捣汁服。甘草 细辛 当归 白芷 芍药 牡丹 泽兰 鹿藿并主女人血沥腰痛。术利腰脐间血，补腰膝。庵䕡子闪挫痛，擂酒服。甘遂闪挫痛，入猪肾煨食。续断折跌，恶血腰痛。神曲闪挫，煅红，淬酒服。蒔萝闪挫酒服二钱。莴苣子闪挫，同粟米、乌梅、乳、没，丸服。丝瓜根闪挫，烧研，酒服。橘核肾㿗。青橘皮冬瓜皮折伤，烧研，酒服。〔果木〕西瓜皮闪挫，干研酒服。橙核闪挫，炒末，酒服。子亦良。渣，傅之。气滞。桃枭 干漆〔虫介〕红娘子并行血。鳖肉妇人血瘕腰痛。鼍甲腰中重痛。

【外治】桂反腰血痛，醋调涂。白檀香肾气腰痛，磨水涂。芥子痰注及扑损痛，同酒涂。猫屎烧末，和唾涂。天麻半夏、细辛同煮，熨之。大豆 糯米并炒，熨寒湿痛。葫蒜寒湿痛，炒热熨之。黄狗皮裹腰痛。

爵床 葡萄根并浴腰脊痛。

心腹痛

（有寒气，热气，火郁，食积，死血，痰澼，虫物，虚劳，中恶，阴毒）

【温中散郁】【草部】木香心腹一切冷痛、气痛，九种心痛，妇人血气刺痛，并磨酒服；心气刺痛，同皂角末，丸服；内钓腹痛，同乳、没，丸服。香附子一切气，心腹痛，利三焦，解六郁，同缩砂仁、甘草末，点服；心脾气痛，同高良姜，末服；血气痛，同荔枝烧研，酒服。艾叶心腹一切冷气，鬼气，捣汁饮，或末服；同香附，醋煮丸服，治心腹、小腹诸痛。芎䓖开郁行气。诸冷痛中恶，为末，烧酒服。藁本大实心痛，已用利药，同苍术煎服，彻其毒。苍术心腹胀痛，解郁宽中。甘草去腹中冷痛。高良姜腹内暴冷、久冷痛，煮饮。心脾痛，同干姜，丸服。又四制丸服。苏子一切冷气痛，同高良姜、橘皮等分，丸服。姜黄冷气痛，同桂末，醋服；小儿胎寒，腹痛吐乳，同乳香、没药、木香，丸服。附子心腹冷痛，胃寒蛔动，同炒栀子，酒糊丸服；寒厥心痛，同郁金、橘红，醋糊丸服。香薷暑月腹痛。石菖蒲 紫苏 藿香 甘松 香 山奈 廉姜 白豆蔻 草豆蔻 缩砂 蒟酱 白茅香 蕙草 益智子 荜茇【谷部】胡椒粥 茱萸粥 葱豉酒 姜酒 茴香并主一切冷气，心痛，腹痛，少腹痛。烧酒冷痛，入盐服。阴毒腹痛，尤宜。【菜部】葱白主心腹冷气痛，虫痛，疝痛，大人阴毒，小儿盘肠内钓痛。卒心痛，牙关紧急欲死，捣膏，麻油送下，虫物皆化黄水出；阴毒疝痛，炒焦，投酒饮。神曲食积心腹痛，烧红，淬酒服。黑大豆肠痛如打，炒焦，贴脐上，良久尿出，愈。葱花心脾如刀刺，炒，熨脐下，并擂酒灌之；盘肠痛，炒，贴脐上，并熨腹，良久尿出，愈。葱花心脾如刀刺，煎服。小蒜十年、五年心痛，醋煮，饱食，即愈。葫冷痛，同乳香丸服；醋浸煮，食之，鬼注心腹痛，同墨及酱汁服；吐血心痛，服汁。韭腹中冷痛，煮食；胸痹痛如锥刺，服汁，吐去恶血。薤白胸痹刺痛彻心背，

喘息咳唾，同栝楼实，白酒煮服。生姜心下急痛，同半夏煎服。或同杏仁煎。干姜卒心痛，研末服。心脾冷痛，同高良姜丸服。芥子酒服，止心腹冷痛；阴毒，贴脐。马芹子卒心痛，炒末酒服。茴香 蓽菝蕒子 秦荻藜 蔓菁 芥〔果部〕杏仁并主心腹冷痛，乌梅胀痛欲死，煮服。大枣急心痛，同杏仁、乌梅，丸服。陈枣核仁，止腹痛。胡桃急心痛，同枣煨嚼。荔枝核心痛，脾痛，烧研，酒服。胡椒心腹冷痛，酒吞三七粒。椰子皮卒心痛，烧研，水服。橘皮途路心痛，煎服，甚良。木瓜 枸橼并心气痛。胡椒心腹冷痛，酒吞三七粒。茱萸心腹冷痛，及中恶心腹痛，擂酒服。榄子同上。〔木部〕桂秋冬冷气腹痛，非此不除。九种心疼，及寒疝心痛，为末，酒服；心腹胀痛，水煎服。产后心痛，乌药冷痛，磨水，入橘皮、苏叶，煎服。松节阴毒腹痛，炒焦，入酒服。乳香冷心痛，同胡椒、姜、酒服。狗胆丸服。乌药冷痛，磨水，入橘皮、苏叶，酒服。安息香心痛频发，沸汤泡服。必栗香 龙脑香 樟脑香 樟材 杉材 楠材 阿魏 皂荚 白棘 枸杞子 厚朴〔金石〕铁华粉并主冷气心腹痛。铜器炙熨冷痛。灵砂心腹冷痛，同五灵脂，醋糊丸服。硫黄一切冷气痛，黄蜡丸服。同消石、青皮、陈皮，丸服。消石同雄黄末，点目眦，止诸心腹痛。砒石积气冷痛，黄蜡丸服。砌砂冷气，血气，积气，心腹痛诸症。神针火〔鳞兽〕鲍鱼灰妊娠感寒腹痛，酒服。猪心急心痛经年，入胡椒十粒煮食。心血，蜀椒丸服。

【活血流气】〔草部〕当归和血，行气，止疼。心下刺疼，酒服方寸匕；女人血气，同干漆丸服；产后痛，同白蜜煎服。芍药止痛散血，治上中腹痛。腹中虚痛，以二钱同甘草一钱，煎服。恶寒，加桂；恶热，加黄芩。玄胡索活血利气。心腹、少腹诸痛，酒服二钱，有神效。热厥心痛，同川楝末二钱，服。血气诸痛，同当归、橘红，丸服。蓬莪蒁破气，心腹痛，妇人血气，丈夫奔豚，一切冷气及小肠气，发即欲死，酒、

本草纲目

醋和水,煎服。一加木香末,醋汤服。女人血气,同干漆末服;小儿盘肠,同阿魏,研末服。郁金血气冷气,痛欲死,烧研,醋服,即苏。姜黄产后血痛,同桂末,酒服,血下即愈。刘寄奴血气,为末,酒服。红蓝花血气,擂酒服。大黄干血气,醋熬膏服;冷热不调,高良姜丸服。蒲黄血气,心腹诸疼,同五灵脂煎,醋或酒服。紫背金盘女人血气,酒服。丹参 牡丹 三棱 败酱〔谷菜〕米醋并主血气,冷气,心腹诸痛。青粱米心气冷痛,桃仁汁,煮粥食。红曲女人血气,同香附、乳香末,酒服。丝瓜女人干血气,炒研,酒服。桑耳女人心腹痛,烧研,酒服。杉菌〔果木〕桃仁卒心痛,研末,水服。桃枝、桃枭血气中恶痛,酒磨服。没药血气心痛,酒、水煎服。乳香 骐麟竭 降真香 紫荆皮〔金石〕铜青 赤铜屑并主血气心痛。自然铜血气心痛,火煅醋淬,末服。诸铁器女人心痛,火烧,淬酒饮。石灰同上 白石英 紫石英并主女人心腹痛。〔鳞部〕乌贼鱼血血刺心痛,磨醋服。青鱼枕血气心腹痛,磨水服。〔禽兽〕五灵脂心腹、胁肋、少腹诸痛、疝痛、血气,同蒲黄煎醋服,或丸,或一味炒焦,酒服。虫痛,加槟榔。狗胆主血气撮痛。丸服。

【痰饮】半夏湿痰心痛,油炒,丸服。狼毒九种心痛,同吴茱萸、巴豆、人参、附子、干姜,丸服。心腹冷痰胀痛,同附子、旋覆花,丸服。草乌头冷痰成包,心腹疠痛。百合 椒目留饮腹痛,同巴豆丸服。牡荆子炒,研服。枳实胸痹痰水痛,末服。枳壳心腹结气痰水。矾石诸心痛,以醋煎一皂子服。同半夏丸服。牡蛎粉烦满心脾痛,煅研,酒服。蛤粉心气痛,同朱砂、金箔丸服。五倍子心腹痛,炒焦,酒服,立止。牡蛎粉湿痰心痛及膈气痛,烧研,酒服。白螺壳湿痰心痛,水煎服。

【火郁】〔草部〕黄连卒热,心腹烦痛,苦参大热,腹中痛,及小腹热痛,面色青赤,煎醋服。炒研,同香附子末服。

黄芩小腹绞痛，小儿腹痛。得厚朴、黄连，止腹痛。山豆根卒腹痛，水研服，入口即定。青黛心口热痛，姜汁服一钱。马兜铃烧研，酒服。马兰汁绞肠沙痛。沙参 玄参〔谷果〕生麻油卒热心痛，饮一合。麻子仁妊娠心痛，研水煎服。荞麦粉绞肠沙痛，炒热，水烹服。黍米十年心痛，淘汁，温服。粳米高粱米并煮汁服，止心痛。绿豆心痛，以三十粒，同胡椒二十粒，研服。茶十年、五年心痛，和醋服。〔木部〕川楝子入心及小肠，主上下腹痛，非此不除。同玄胡索末，酒服。槐枝九种心痛，煎水服。槐花乌桕根 石瓜并主热心痛。栀子热厥心痛，炒焦，煎服；冷热腹痛，同附子丸服。郁李仁卒心痛，嚼七粒，温水下，即止。茯苓 琥珀〔石兽〕戎盐 食盐吐，心腹胀痛。玄明粉热厥心腹痛，童尿服三钱。丹砂男女心腹痛，同白矾末服。蜂蜜卒心痛，烧化丸，凉水下。晚蚕沙男女少腹痛，泡汤服。驴乳卒心痛，连腰脐，热饮二升。羚羊角腹痛热满，烧末，水服。犀角热毒痛。阿胶丈夫少腹痛，研末，酒服。山羊屎心痛，同和茶末、乳香，丸服。败笔头心痛不止，烧灰，无根水下。狗屎心痛欲死，研服。驴屎卒痛。兔血卒心痛，同油发烧灰，酒服，断根。狐屎肝气心痛，苍苍如死灰，喘息，烧，和姜黄服。驴屎汁 马屎汁〔人部〕人屎和蜜、水。人溺并主绞肠沙痛欲死，服之。虫痛见诸虫下。

【中恶】〔草部〕艾叶鬼击中恶，卒然着人如刀刺状，心腹切痛，或即吐血下血，水煎服。实，亦可用。桔梗 升麻 木香磨汁。藿香 郁金香 茅香 兰草 蕙香 山柰 山姜 缩砂 蘘芜 蜘蛛香 蒟酱丹参 苦参煎酒。姜黄 郁金 莪 荗 肉豆蔻 菖蒲 鸡苏 甘松 忍冬水煎。卷柏 女青末服。芒硝煮服。鬼督邮 草犀 狼毒 海根 藁本 射干 鸢尾 鬼臼 续随子〔谷菜〕醇酒 豌豆 白豆 大豆 胡荽罗勒 芥子浸酒。白芥子 大蒜〔果木〕榧子 桃枭末服。桃胶 桃符 桃花末服。桃仁研服。桃白皮

本草纲目

第二卷 主治

三岁枣中仁常服。蜀椒 茱萸 蜜香 沉香 檀香 安息香化酒。乳香 丁香 阿魏 樟材 鬼箭 鬼齿 水煎。琥珀 苏合香化酒。城南腐木煎酒。古槠板煎酒。桃橛煮汁。车脂化酒。刀鞘灰水服。砧垢吐。铁椎柄灰丸服。履屦鼻绳灰酒服。毡袜跟灰酒服。网巾灰酒服。〔服器〕桃橛煮汁，取中土，水服。陈壁土同矾丸服。铸钟土酒服。柱下土水服。伏龙肝水服。仰天皮人垢和丸服。釜墨汤服。黄土画地作五字，墨〔石介〕古钱和薏苡根煎服。铅丹蜜服。食盐烧服取吐。雄黄 灵砂 硫黄 金牙 蛇黄 田螺壳烧服。鳖头灰〔禽兽〕乌骨鸡搨心上。白雄鸡煮汁，入醋、麝，真珠，服。肝同。鸡子白生吞七枚。鹳骨 犀角 鹿茸及角 麋角 麝香 灵猫阴 猫肉及头骨 狸肉及骨 腽肭脐 熊胆并主中恶，心腹绞痛。

痛风
（属风、寒、湿、热、挟痰及血虚、污血）

【风寒风湿】〔草木谷〕麻黄风寒、风湿、风热痹痛，发汗。羌活风湿相搏，一身尽痛，非此不除。同松节，煮酒，日饮。防风主周身骨节尽痛，乃治风去湿仙药。苍术散风，除湿，燥痰，解郁，发汗，通治上、中、下湿气。湿气身痛，熬汁作膏，点服。桔梗寒热风痹，滞气作痛，在上者，宜加之。茜根治骨节痛，燥湿行血。紫葳除风热、血滞作痛。苍耳子风湿周痹，四肢拘痛，为末，煎服。牵牛子除气分湿热，气壅腰脚痛。羊踯躅风湿痹痛走注，同糯米、黑豆，酒、水煎服，取吐利。风痰注痛，同生南星捣饼，蒸四五次收之，临时焙丸，温酒下三丸，静卧避风。芫花风湿痰涎注作痛。草乌头风湿痰涎，历节走痛不止，入豆腐中煮过，晒研，每服五分，仍外傅痛处。乌头 附子并燥湿痰，为引经药。百灵藤酒。石南藤酒。

青藤酒。并主风湿骨痛顽痹。薏苡仁久风湿痹，筋急不可屈伸。风湿身痛，日晡甚者，同麻黄、杏仁、甘草，煎服。豆豉 松节去筋骨痛，能燥血中之湿。历节风痛，四肢如脱，浸酒日服。桂枝引诸药横行手臂。同椒、姜浸酒，絮熨阴痹。海桐皮腰膝注痛，血胀顽痹，同诸药浸酒服。五加皮风湿骨节挛痛，浸酒服。枸杞根及苗去皮肤骨节间风。子，补肾。〔虫鳞介兽〕蚕沙浸酒。蝎梢肝风。蚯蚓脚风宜用。穿山甲风痹疼痛，水龟风湿拘挛，筋骨疼痛，同天花粉、枸杞子、雄黄、麝香、槐花，煎服。版，亦入阴虚骨痛方。乌蛇同上。引经通窍。守宫通经络，入血分。历节风痛，同地龙、草乌头诸药，丸服。白花蛇风骨节风痛。五灵脂散血活血，止诸痛，引经有效。虎骨筋骨毒风，走注疼痛，胫骨尤良。白虎风痛膝肿，同通草煮服，取汗。同没药末服。风湿痛，同附子末服。头骨，浸酒饮。

【风痰湿热】

〔草部〕半夏 天南星并治风痰、湿痰、热痰凝滞，历节走注。右臂湿痰作痛，南星、苍术煎服。大戟 甘遂并治湿气化为痰饮，流注胸膈经络，发为上下走注，疼痛麻痹。能泄脏腑、经隧之湿。大黄泄脾胃血分之湿热。酥炒，煎服，治腰脚风痛，取下冷脓恶物，即止。威灵仙治风湿痰饮，为痛风要药，上下皆宜。腰膝积年冷病诸痛，为末酒下，或丸服，以微利为效。黄芩三焦湿热风热，历节肿痛。秦艽除阳明风湿、湿热，养血荣筋。龙胆草 木通煎服。防己 木鳖子并主湿热肿痛，在下加之。姜黄治风痹臂痛，能入手臂，破血中之滞气。红蓝花活血滞，止痛，瘦人宜之。〔菜果〕白芥子暴风毒肿，痰饮流入四肢、经络，作痛。桃仁血滞风痹挛痛。橘皮下滞气，化湿痰。风痰麻木，或手木、或十指麻木，皆是湿痰死血，以一斤去白，逆流水五碗，煮烂去滓至一碗，顿服取吐，乃吐痰之圣药也。槟榔一切风气，能下行。〔木石〕枳壳风痹淋痹，散痰疏滞。黄檗除下焦湿热痛肿，下身甚者加之。茯苓渗湿热。竹沥化热痰。苏方木活血

本草纲目

止痛。滑石渗湿热。〔兽禽〕羚羊角入肝平风，舒筋，止热毒风，历节挚痛，效。羊胫骨除湿热，止腰脚筋骨痛，浸酒服。

【补虚】〔草部〕当归 芎䓖 芍药 地黄 丹参并养新血，破宿血，止痛。牛膝补肝肾，逐恶血，治风寒湿痹，膝痛，不可屈伸，能引诸药下行，痛在下者加之。石斛脚膝冷痛痹弱，酒浸酥蒸，服满一镒，永不骨痛。天麻诸风湿痹不仁，补肝虚，利腰膝。腰脚痛，同半夏、细辛袋盛，蒸热互熨，汗出则愈。草薢 狗脊寒湿膝痛腰背强，补肝肾。土茯苓治疮毒筋骨痛，去风湿，利关节。锁阳润燥养筋。〔谷木〕罂粟壳收敛固气，能入肾，治骨痛尤宜。松脂历节风酸痛，炼净，和酥煎服。乳香补肾活血，定诸经之痛。没药逐经络滞血，定痛。历节诸风痛不止，同虎胫骨末，酒服。

【外治】白花菜傅风湿痛。芥子走注风毒痛，同醋涂。萆麻油入膏，拔风邪出外。鹅鹅油入膏，引药气入内。羊脂入膏，引药气入内，拔邪出外。野驼脂摩风痛。牛皮胶同姜汁化，贴骨节痛。驴骨浴历节风。蚕沙蒸熨。

头痛

（有外感，气虚，血虚，风热，湿热，寒湿，痰厥，肾厥，真痛，偏痛。右属风虚，左属痰热）

【引经】太阴麻黄、藁本、羌活、蔓荆。阳明白芷、葛根、升麻、石膏。少阳柴胡、芎䓖。太阴苍术、半夏。少阴细辛。厥阴吴茱萸、芎䓖。

【湿热痰湿】〔草部〕黄芩一味，酒浸炒研，茶服，治风湿、湿热、相火，偏、正诸般头痛。荆芥散

风热，清头目。作枕，去头项风；同石膏末服，去风热头痛，薄荷除风热，清头目，蜜丸服。菊花头目风热肿痛，同石膏、芎劳末服。蔓荆实头痛，脑鸣，目泪。太阳头痛，为末，浸酒服，水苏风热痛，同皂荚、芫花，丸服。半夏痰厥头痛，非此不除，同苍术用。栝楼热病头痛，洗瓤温服。香附子气郁头痛，同川芎末，常服；偏头风，同乌头、甘草，丸服。大黄热厥头痛，酒炒三次，为末，茶服。钓藤平肝风心热。芫蔚子血逆，大热头痛。木通 青黛 大青 白鲜皮 茵陈 白蒿 泽兰 沙参 丹参 吴蓝 景天并主天行头痛。前胡 旋覆花〔菜果〕竹笋并主痰热头痛。清上止痛，同葱白煎服；用巴豆烟熏过服，止气虚头痛。杨梅头痛，为末，茶服。橘皮〔木石〕枳壳并主痰气头痛。榉皮时行头痛，热结在肠。枸杞寒热头痛。竹茹饮酒人头痛，煎服。竹叶 竹沥 荆沥并痰热头痛。黄檗栀子 茯苓 白垩土并湿热头痛。合王瓜为末服，止疼。石膏阳明头痛如裂，壮热如火。并风热，同竹叶煎风寒，同葱、茶煎，风痰，同川芎、甘草煎。铁粉头痛鼻塞，同龙脑，末服。光明盐〔兽人〕犀角伤寒头痛寒热，诸毒气痛。童尿寒热头痛至极者，一盏，入葱、豉，煎服，陶隐居盛称之。

【风寒湿厥】【草谷菜果】芎劳风入脑户头痛，行气开郁，必用之药。风热及气虚，为末，茶服；偏头风，浸酒服，卒厥，同乌药末服。防风头面风去来。偏正头风，同白芷，蜜丸服。天南星风痰头痛，同荆芥丸服，痰气，同茴香丸服，妇人头风，为末酒服。乌头 附子浸酒服，煮豆食，治头风；同治风毒痛；同川芎或同高良姜服，治风寒痛；同葱汁丸，或同钟乳、全蝎丸，治气虚痛；同全蝎、韭根丸，肾厥痛；同釜墨，止痰厥痛。天雄头面风去来痛。草乌头偏正头风，同苍术、葱汁丸服。白附子偏正头风，同牙皂末服；痰厥痛，同半夏、南星丸服。地肤子雷头风肿，同生姜擂酒服，取汗。杜衡风寒头痛初起，

末服，发汗。葫蘆煎酒取汁。蓖麻子同川芎烧服，取汁。萆薢同虎骨、旋覆花末服，取汁。南藤酿酒服，并治头风。通草烧研酒服，治洗头风。菖蒲头风泪下。杜若风入脑户，痛肿涕泪。胡卢巴气攻痛，同三棱、干姜末，酒服。牛膝脑中痛。当归煮酒。地黄 芍药并血虚痛。葳蕤 天麻 人参 黄芪并气虚痛。苍耳大豆黄卷并头风痹。胡麻头面游风。百合头风目眩。胡荽 葱白 生姜并风寒头痛。杏仁时行头痛，解肌。风虚，痛欲破，研汁，入粥食，得大汗即解。茱萸厥阴头痛呕涎，及产后头痛，同姜、枣、人参，煎服。蜀椒 枳椇

【木石虫鳞兽】柏实并主头风。桂枝伤风头痛自汗。乌药气厥头痛，同川芎末，茶服。皂荚时气头痛，烧研，同姜、蜜，水服，取汁。山茱萸脑骨痛。辛夷 伏牛花 空青 曾青并风眩头痛。石硫黄肾厥头痛、头风，同消石丸服。同胡粉丸服。同乌药丸服。白僵蚕葱汤服，或入高良姜，或以蒜制为末服，治痰厥、肾厥痛。白花蛇脑风头痛，及偏头风病，同南星、荆芥诸药，末服。鱼鳔八般头风，烧存性，末，冲、酒热饮，醉醒则愈。羊肉头脑大风，汗出虚劳。羊屎雷头风，研酒服。

【吐痰】见风及痰饮。

【外治】谷精草为末嗅鼻，调糊贴脑，烧烟熏鼻。玄胡索同牙皂、青黛为丸。瓜蒂 藜芦 细辛 苍耳子 大黄 远志 荜茇 高良姜 牵牛同砂仁、杨梅末。皂荚 白棘针同丁香、麝香。玄精石 消石 人中白同地龙末，羊胆为丸。旱莲汁 萝卜汁 大蒜汁 苦瓠汁并嗅鼻，艾叶揉丸嗅之，取出黄水。蓖麻仁同枣肉纸卷，插入鼻内。半夏烟 木槿子烟 龙脑烟并熏鼻。灯火淬之。荞麦面作大饼，更互合头，出汗。或作小饼，贴四眼角，灸之。黄蜡和盐作兜鍪，合之即止。麝香同皂荚末，安顶上，炒盐熨之。茱萸叶蒸热枕之，治大寒犯脑痛，亦浴头。桐木皮 冬青叶 石南叶 牡荆根 穗子皮 莽草 蕈

茺䓒汁 驴头汁并治头风。全蝎同地龙、土狗、五倍子末。

草乌头同栀子、葱汁。乳香同蓖麻仁。决明子并贴太阳穴。柚叶同葱白。山豆根 南星同川乌。乌头阴雨即发痛，酒调，涂顶额。井底泥同消、黄傅。朴消热痛，涂顶上。诃子同芒消，醋摩之。露水八月朔旦取，磨墨点太阳，止头疼。桂木煎膏，摩之。绿豆作枕去头风。决明、菊花皆良。麦面头皮虚肿，薄如裹水，口嚼傅之，良。栀子蜜和傅牛蒡根同酒舌上，追涎去风甚妙。

胡臭

（有体臭、腋臭、漏臭）

【内治】花蜘蛛二枚，捣烂，酒服，治胡臭。鳝鱼作臛，空肠饱食，覆取汗，汗出如白胶，从腰脚中出，后以五木汤浴之，慎风一日，每五日一作。水乌鸡生水中，形似家鸡，香油入姜汁四两，炒熟，用酒醅三、四碗，同食，嚼生葱下，被盖出汗，数次断根，不忌口。

【外治】〔草谷〕苏子捣涂。青木香切片，醋浸一宿，夹之，数次愈。郁金鸦、鹘等一切臭。木馒头煎洗后，以炉底末傅。甘遂二两为末，掺新杀牙猪肉上，乘热夹之，内服热甘草汤，必大泄，气不可近。百草灰水和，熏洗，酥和饼，夹之，干即易，疮出，愈。马齿苋杵团，入袋盛，泥裹，火烧过，入蜜，热夹。生姜频擦。炊饭热拭腋下，与犬食之，七日一次，愈乃止。三年醋和石灰，傅腋下。〔果木〕小龙眼核六个，胡椒十四粒，研汁擦之，三次愈。辛夷同木香、细辛、芎劳粉，涂之。槲若洗后，苦瓠烟熏之。桔枸树汁同木香、东桃、西柳枝、七姓妇人乳，煎热，五月五日洗之，其滓放在十字街，去勿顾。鸡舌香〔金石〕

本草纲目

伏龙肝掺。铜屑热醋和掺。或炒热，袋盛熨之。镜锈同密陀僧，醋调掺。铜绿同密陀僧、白芨灰，醋调，掺之。古文钱烧赤，焠醋，研，入麝，水调涂。密陀僧油和涂。蒸饼切片，掺末涂之。黄丹入少轻粉，唾和涂。同东壁土、铜矿石磨汁涂。胡粉水银、面脂，研涂；牛脂煎涂，不过三次。水银同胡粉掺上。粉霜同水银、面脂，研涂。石绿同轻粉，醋调涂。石灰有汗，干掺；无汗，醋和。胆矾入少轻粉，姜汁调搽，热痛乃止。白矾常扑粉之；同密陀僧、轻粉，擦；同黄丹、轻粉，擦；同蛤粉、樟脑，擦。〔虫介兽〕蜣螂揩涂一夜。田螺入巴豆一粒在内，待化水，擦腋下，绝根；入麝香，埋露地七七日，点患孔，神妙；入巴豆、麝香、胆矾，待成水，五更不住自擦腋下，断根。蜘蛛一个，黄泥入赤石脂包，煅研，入轻粉少许，卧时醋调一字傅腋下，次日泻下黑汁，埋之。蝙蝠煅研，田螺水调涂腋下，随服下药。〔禽人〕鸡子煮熟去壳，热夹之，弃路口勿顾。夜明砂豉汁和涂。自己小便热洗，自己口唾频擦。

风瘙疹痱

〔内治〕同丹毒。苍耳花、叶、子各等分为末，以炒焦黑豆，浸酒，服二钱，治风热瘾疹，搔痒不止。苦参肺风皮肤瘙痒，或生瘾疹疥癣，为末，以皂角汁熬膏，丸服。枸橘核为末，酒服，治风瘙痒。赤土风瘙痒甚，酒服一钱。云母粉水服二钱。蜜酒服。黄蜂子 蜂房同蝉蜕，末服。白僵蚕酒服。

〔外治〕白芷 浮萍 槐枝 盐汤 吴茱萸煎酒。楮枝叶 蚕沙并洗浴。景天汁 石南汁 枳实汁 芒消汤 矾汤并拭摩。枳壳炙熨风疹，肌中如麻豆。燕窠土涂。铁锈磨水，摩。石灰醋和涂，随手即消。烂

死蚕涂赤白游疹。吊脂涂。虾捣涂。海虾鲊贴。鳝血涂赤游风。鲤鱼皮贴。

【痱疹】升麻洗。菟丝汁抹。绿豆粉同滑石扑。枣叶和蛤粉扑。慈姑叶汁调蚌粉掺。楝花末掺。冬霜加蚌粉掺。腊雪抹。屋上旧赤白垩掺。壁土 不灰木 滑石 井泉石同寒水石。石灰同蛤粉、甘草，涂。蚌粉。

疠疡癜风

（疠疡，是汗斑；癜风，是白斑片；赤者，名赤疵）

【内治】【草谷】蔾藜白癜风，每酒服二三钱。女萎 何首乌白癜，同苍术、荆芥等分，皂角汁煎膏，丸服。胡麻油和酒服。【木鳞】桑枝同益母草，熬膏服。枳壳紫癜风。牙皂白癜风，烧灰，酒服。白花蛇 乌蛇同天麻诸药，浸酒服。【禽兽】白鸽炒熟，酒服。猪胰 白癜疠疡斑点，酒浸，同蝎梢、防风，末服。酒浸，蒸食，不过十具。猪肚白煮食。

【外治】【草谷】附子紫白癜风，同硫黄，以姜汁调，茄蒂蘸擦。白附子同上。贝母紫白癜斑，同南星、姜汁，同百部、姜汁，擦；同干姜，浴后擦之，取汗。知母醋磨涂。茵陈洗疠疡。防己同浮萍煎，浴擦。羊蹄根同独科扫帚头、枯矾、轻粉、生姜，擦，取汗。苍耳草 酸草同水萍。紫背萍并洗擦。菰笋 木莲 藤汁并擦。萞麻汁 续随子汁 灰蘸灰并剥白癜风、疠疡。蔾藜 小麦烧油涂。酱 醋【果木】胡桃青皮 杏仁每夜擦。熏陆香同白蔹揩。桑柴灰蒸汁，热洗。猫儿刺叶烧淋，并同硫黄擦。或入硇砂、酱汁少许。【服器】故帛灰 麻鞋底灰 甑带 蒸笼片 弊帚 炊帚【水石】半天河水 树孔中蚰汁 熬膏，涂白癜。

本草纲目

韭上露、车辙、牛蹄涔中水 水银并拭疬疡癜风。轻粉同水银、姜汁，擦。雄黄身面白驳。密陀僧同雄黄，擦汗斑；或加雌黄、白矾、硫黄。胆矾同牡蛎，醋，擦赤白癜。人言入茄中煨，擦；或涂姜上，擦。硫黄同附子、醋，擦疬疡风；同密陀僧，同轻粉、杏仁；同鸡子白。自然灰淋汁涂。石灰 砒石 银身面赤疵，刺日揩令热，久久自消。〔虫鳞〕蛞蝓捣涂白驳，一宿即瘥。鳝鱼同蒜汁、墨汁，频涂赤疵；小儿赤疵，拭白驳，热擦，令汗出。乌贼鱼骨磨醋涂；同硫黄、姜汁，擦。鳗鲡鱼骨涂白驳风，五七度，乃愈。臭鱼鲊父足心血，贴之，即落。蛇皮热摩数百遍，弃之。〔禽兽〕丹鸡冠血、翅下血涂。驴尿和姜汁洗。诸朽骨磨醋，涂之。马尿洗赤疵，日四五度。白马汗雕青，调水蛭末，涂之。

瘰疬

（附结核）

【内治】〔菜草〕夏枯草煎服，或熬膏服，并贴。入厥阴血分，乃瘰疬圣药也。连翘入少阳，乃瘰疬必用之药。同脂麻末，时食；马刀挟瘿，同瞿麦、大黄、甘草，煎服。海藻消瘰疬，浸酒，日饮；淬，为末服。蛇盘疬，同僵蚕，丸服。昆布为末浸酒，时时含咽，或同海藻。玄参散瘰疬结核。久者，生捣，敷之。何首乌日日生服，并嚼叶涂之。土茯苓久溃者，水煎服。白蔹酒调，多服，并生捣，涂之。苦参牛膝汁，丸服。野菊根擂酒服，渣涂甚效。薄荷取汁，同皂荚汁，熬膏，丸药服。木鳖子鸡子白，蒸食。白鲜皮煮食。水荭子末服。大黄乳中擦疬起，同黄连，煎服，取利。蚤休吐泻、瘰疬。蓖麻子每夜吞二三枚；同白胶香，熬膏服；同松脂，研贴。芫花根初起，擂水服，吐利之。月季花同芫花，酿鲫鱼，煮食。荆芥洗。牛蒡子

防风 苍耳子 续断 积雪草 白芷 芎䓖 当归 白头翁 黄芪 淫羊藿 柴胡 桔梗 黄芩 海蕴 海带 胡麻 水苦荬项上风病，酒磨服。〔果木〕橙发瘰疬，榆皮吐瘰疬，并洗之。皂荚子醋、硇煮过，照疮数吞之；连翘、玄参煮过，嚼之。胡桐泪瘰疬，非此不除。桑椹汁熬膏，内服。巴豆小儿瘰疬，入鲫鱼内，草包煅研，粥丸服，取利。黄檗〔器虫〕毡屉灰酒服，吐瘰疬。黄蜡同白矾，丸服。斑蝥粟米炒研，鸡子清丸服；入鸡子内，蒸熟，去水服五分，日服，一月愈。蜘蛛五枚，晒末，酥调涂。芫青 葛上亭长 地胆〔鳞介〕白花蛇同犀角、牵牛、青皮、腻粉，服。壁虎鳖食，入药甚多。红娘子 䗪甲酒浸，炙研服。牡蛎粉同玄参，丸服；同甘草，末服。蜗牛壳小儿瘰疬，牛初起，焙研，每日酒服。鼍甲〔禽兽〕左蟠龙饭丸服。夜明砂炒服之。狸头炙研服。猫狸鼠疬，如乳炒研，入大黄，末服，取利。鼍甲

【外治】〔草菜〕山慈姑磨酒涂。莽草鸡子白调涂。地菘生涂。半夏同南星、鸡子白，涂。草乌头同常作羹食。

木鳖子涂。猫儿眼草熬膏涂。商陆切片，艾灸。车前草同乌鸡屎涂。紫花地丁同蒺藜涂。青黛同马齿苋涂。

毛蓼纳入，引脓血。葶苈已溃，作饼灸。白芨同贝母、轻粉，傅。白蔹 土瓜根 半夏 水堇 藜芦 通

草花上粉〔谷菜〕大麻同艾灸，蒜同茱萸，涂恶核肿结。芥子和醋涂。干姜作挺，纳入，蚀脓。山药少阳

经分疙瘩，不问浅深，同蓖麻子，捣贴。堇菜寒热瘰疬，结核鼠漏，为末煎膏，日摩之。桑菰同百草霜涂。

马齿苋 鹿藿〔果木〕胡桃和松脂涂。桃白皮贴。杏仁炒，榨油涂。鼠李寒热瘰疬，捣傅。枫香同蓖麻子贴。

楸叶煎膏。柏叶 栎木皮〔器土〕油鞋 鞋底灰 多年茅厕中土同轻粉，傅年久者。〔金石〕黑铅灰和醋，

涂瘰疬结核。铁热涂。砒霜蚀瘰疬败肉，作丸用。磨刀垽涂瘰疬沥结核，食盐和面烧。硝石芒

本草纲目

硝并下。雄黄同水银、黄蜡、韶脑，作膏贴。轻粉 盐药〔虫〕蜈蚣炙，同茶末涂。蝼蛄同丁香，烧贴。矾石 硇砂 红娘子瘰疬结核。蚯蚓同乳、没诸药，涂。蜗牛烧，同轻粉涂。蛤蟆烧涂。蜂房烧，和猪脂，涂瘰疬漏。蜘蛛晒研，酥调涂。〔鳞介〕黄颡鱼溃烂，同蓖麻子，煅涂。穿山甲溃烂，烧傅。一加斑蝥、艾末傅。田螺烧涂。鬼眼精已破，研涂。马刀主肌中窜鳖。〔禽兽人〕伏翼年久者，同猫头、黑豆，烧涂之。鸭脂同半夏傅。鸡膍胵烧傅。雄鸡屎烧傅。羊屎同杏仁烧傅。狼屎烧涂。猫头骨及皮毛烧傅。舌，生研涂。涎，涂之。屎，烧傅。狸头骨 狐头骨同狸头烧傅。羊脆胫 猬心、肝并烧傅。猪膏淹生地黄，煎沸，涂瘰疬瘘。虎肾 羚羊角 女人精汁频涂。乱发灰鼠瘘，同鼠骨，入腊猪脂，煎消，半酒服，半涂，鼠从疮中出。

【结核】〔草菜〕天南星治痰瘤结核，大者如拳，小者如栗，生研，涂之。甘遂同大戟、白芥子为丸，治痰核。金星草末服。桔梗 玄参 大黄用酒蒸。白头翁 连翘 射干 三棱 莪茂 黄芩 海藻 昆布 海带 蒲公英并散颈下结核。蒜同茱萸捣，涂恶核肿结。堇菜结核聚气，为末，油煎，日摩。百合同蓖麻研涂。詹糖香〔土石〕土礐痰核红肿，菜子油和涂，即消。浮石枕后生脑痹痰核，烧研，入轻粉，油调涂。石灰结核红肿，状如瘰疬，煅研，同白果捣贴。磁石鼠瘘、项核，喉痛。〔虫鳞介〕白僵蚕 蜘蛛项下结核，酒浸研烂，去滓服。鲫鱼生捣，涂恶核。牡蛎以茶引之，消项下结核，以柴胡引之，去胁下坚。

蛊 毒

【解毒】荠苨解蛊毒、百药毒，饮其汁。蘘荷服汁，蛊立出，卧其叶，即自呼蛊主姓名。山慈菇同大戟、

本草纲目

五倍子，为紫金丹，服。徐长卿 天麻 钗子股 甘草吐。避虺雷 升麻吐。锦地罗 吉利草 蘘芫 紫草 芫花下。莸花下。预知子 莸花下。牵牛子下。鸢尾下。土瓜根吐、下。山豆根 桔梗下。解毒子 鬼臼 白

金牛 木香 龙胆草 草犀 格注草吐。独行根 紫菀 马兜铃 郁金下。郁金香 钩吻 金丝草 合子

草

兔藿 连翘 千里及吐、下。羊蹄根 泽漆吐。慎火草 常山吐。藜芦 莼 赤车使者 茜根汁 胡麻油吐。

糯谷颖煎汁。麦苗汁。小麦面水服。豆豉 胡荽根擂酒。马齿苋汁。大蒜 苦瓠汁吐。鹿藿 百合根

榔 大腹皮 桃白皮下。榅子 枣木心吐。龙眼 食茱萸 蜀椒 盐麸子 甜瓜蒂吐。地椒 榴根皮 皂

芷 槲树皮 巴豆 樗根皮 苏合香 生漆 相思子 雷丸 桃寄生 猪苓 石南实 桑木心 鬼箭羽

琥珀 半天河 车脂 釜墨 伏龙肝 古镜 朱砂银 铁精 菩萨石 金牙石 雄黄

方解石 长石 代赭石 石胆 黄矾石 白矾石 石蟹 诸盐水 石砒 霹雳砧 斑蝥 蚕蜕纸 五倍子

芫青 露蜂房 蜂子 鲮鲤甲 龙齿 蚺蛇胆及肉。自死蛇 蝮蛇 蛇蜕皮 蛇婆 鲩鱼胆 鱼枕 青鱼

枕 鳖鱼枕 龟筒 鲛鱼皮 玳瑁 贝齿子 鹳骨 鹳肫中砂子磨水服。鸽鸡 白鸡血 鸠血 瓣鸡子 鸡

头 鸡屎白 白鸽血 鹧鸪 白鸭血 凫血 孔雀血 白鹇 胡燕屎 鹊脑髓 猪肝 猪屎汁 豚卵 羊

肝、肺 羊胆 羖羊角 羖羊皮 犀角 鹿角 灵猫阴 麝香 猫头骨及屎。狐五脏 獭肝 败鼓皮 猯

皮 猯膏脑 六畜毛、蹄甲 人牙 头垢 人屎。

卷二 主治

九五

妇人经水

（经闭：有血滞，血枯。不调：有血虚者，过期；血热者，先期；血气滞者，作痛）

【活血流气】香附血中之气药。生用，上行；熟用，下行；炒黑，则止血。童尿制，入血分补虚；盐水制，入血分润燥。酒炒，行经络；醋炒，消积聚；姜炒，化痰饮。得参、术，补气；得归、芎，补血；得苍术、芎䓖，解郁；得栀子、黄连，降火；得厚朴、半夏，消胀；得神曲、枳实，化食；得紫苏、葱白，解表邪；得三棱、莪茂，消积磨块；得茴香、破故纸，引气归元；得艾叶，治血气，暖子宫。乃气病之总司，为女科之仙药。当归一切气，一切劳。破恶血，养新血，补诸不足。头，止血；身，养血；尾，破血。妇女百病，同地黄，丸服；月经逆行，同红花，煎服；血气胀痛，同干漆，丸服；室女经闭，同没药末，红花酒调服。丹参破宿血，生新血，安生胎，落死胎，止血崩带下，调经脉，或前或后，或多或少，兼治冷热劳，腰脊痛，骨节烦痛，晒研，每服二钱，温酒调下。芎䓖一切气，一切血，破宿血，养新血，搜肝气，补肝血，润肝燥，女人血闭无子，血中气药也。芍药女子寒血闭胀，小腹痛，诸老血留结。地黄凉血生血，补真阴，通月水。兰草生血和气，养营调经。泽兰养营气，破宿血，主妇人劳瘦，女科要药也。茺蔚子调经，令人有子，活血行气，有补阴之功。庵䕡子同桃仁浸酒，通月经。玄胡索月经不调，结块淋露，利气止痛，破血，同当归、橘红，丸服。柴胡妇人热入血室，寒热，经水不调，黄芩下女子血闭淋漏。茅根月水不匀，淋沥，除恶血。葌苭根通经脉，宜妇人。䤵醋菜擂酒，茶汤入沙糖少许，露一夜，服即通，不可轻视。铅霜室女经闭，热，生地黄汁服。木香 乳香 乌药 白芷 桑耳并主血气。荔枝核血气痛，同香附，末服。荜茇血气痛，经不调，同蒲黄，丸服。附子通经，同当归，煎服。芥子酒

服末，通月水。韭汁治经脉逆行，入童尿饮。丝瓜为末，酒服，通月水。土瓜根经水不利，同芍药、桂枝、䗪虫为末，酒服。薏苡根煎服，通经。牛膝血结，经病不调，同干漆，丸服。牛蒡根月水不通，蘆块欲死，蒸三次，浸酒，日饮。马鞭草通月经瘕块，熬膏服。虎杖通经，同没药、凌霄花、末服。通经，同当归末，酒服。木麻月闭症瘕，久服令人有子。硇砂月水不通，积聚刺痛，破结血，暖子宫，同皂荚、陈橘皮，丸服。白垩土女子寒热症瘕，月闭无子，子宫冷。铜镜鼻血闭症瘕，伏肠绝孕，乌金石通月水，煎汤，服巴豆三丸。蚕沙月经久闭，炒，煮酒饮一盏，即通。葛上亭长血闭症块，米炒，研服。乌鸦经闭，炙研，同水蛭等药服。獭胆通经，同硇砂等药，丸服。白狗屎月水乍多乍少，烧末，酒服。鼠屎通经，酒服一钱。童男、童女发通经，同斑蝥、麝香，末服。人乳日饮三合，通经。水蛭 地胆 樗鸡 五灵脂 鳖甲 纳鳖 穿山甲 蛤粉 龙胎 菩萨石 铜弩牙 朴消 紫荆皮 木占斯 桂心 干漆 厚朴煎酒。栝楼根 质汗 甜瓜蔓 蓬莪茂 三棱 枣木 紫葳 庵罗果 桃仁 牡丹皮 刘寄奴 紫参 姜黄 郁金 红蓝花 瞿麦 番红花 续随子 蛇莓 瓦松 石帆 赤孙施 蒲黄并破血通经。大枣妇人脏燥，悲哭如祟，同小麦、甘草，水煎服。葶苈纳阴中，通月水。

【益气养血】人参血虚者益气，阳生则阴长也。术利腰脐间血，开胃消食。熟地黄伤中胞胎，经候不调，冲任伏热，久而无子，同当归、黄连，丸服。石菖蒲女人血海冷败。补骨脂 泽泻 阳起石 玄石 白玉 青玉 紫石英并主子宫虚冷，月水不调，绝孕。阿胶女人血枯，经水不调，无子，炒研，酒服。雀卵乌贼鱼骨 鲍鱼汁并主女子血枯病，伤肝，唾血下血，通经闭。驴包衣天癸不通，煅研，入麝香，新汲水下，不过三服。

小儿初生诸病

（沐浴 解毒 便闭 无皮 不啼 不乳 吐乳 目闭 血眼 肾缩 解颅 囟陷 囟肿 项软 龟背 语迟 行迟 流涎 夜啼 脐肿 脐风）

【沐浴】猪胆 黄连 梅叶同桃叶、李叶。益母草 虎骨并煎汤，洗儿，不生疮、疥诸病。轻粉浴讫，以少许摩身，不畏风，又解诸毒。

【解毒】甘草汁。韭汁并灌少许，吐出恶水、恶血，永无诸疾。豆豉浓煎，喂三五日，胎毒自散。胡麻生嚼，绢包与咂，其毒自下。粟米粥日嚼少许，助谷神。朱砂蜜和豆许。牛黄蜜和豆许。黄连灌一匙。并解胎毒及痘毒。脐带初生下三日，以本带烧灰，乳服，可免痘患。

【便闭】胡麻油初生大小便不通，入芒消少许，煎沸，徐灌，即通。甘草同枳壳，煎水灌。葱白尿不通，煎乳，灌之。轻粉先啼胸、背、手、足心并脐七处，以蜜化三分，与服即通。

【无皮】白米粉 车辇土 密陀僧初生无皮，并扑之，三日即生。

【不啼】冷水灌少许，外以葱鞭之。

【不乳】水银吞米粒大，下咽即乳，咽下有物如麻子也。凌霄花百日儿忽不乳，同蓝汁、消、黄、丸服。

【吐乳】蓬莪茂同绿豆煎乳，调牛黄服。篦簩同牛黄、食盐少许，煎人乳服。

【目闭】甘草月内目闭不开，或肿涩，或出血，名慢肝风，猪胆汁炙，研末，灌之。苍术上症，用二钱入猪胆汁中，煮热，熏之；嚼汁，哺之。芎藭小儿好闭目，或赤肿，脑热也，同朴消、薄荷末，吹鼻中。熊胆蒸水，频点之。内服，四物加天花粉、甘草。

【血眼】杏仁嚼，乳汁点之。

【肾缩】吴茱萸同大蒜、硫黄，涂其腹，仍用蛇床子烧烟，熏之。

【解颅】防风同白芨、柏子仁末，乳和。天南星醋和。漆花 椰榆皮 蟹螯灰同白芨末。鼠脑 猪颊

车髓 黄狗头炙研，鸡子白和。驴头骨及悬蹄灰油和，并日涂。丹雄鸡冠血滴上，以赤芍末粉之。

【囟陷】乌鸡骨同地黄末服。乌头同附子、雄黄末贴。半夏涂足心。

【囟肿】黄檗水和，贴足心。

【项软】附子同南星贴。蓖麻子病后天柱骨倒，同木鳖子仁，贴之。

【龟背】红内消龟尿调涂，久久自愈。

【语迟】百舌鸟炙食。伯劳踏枝鞭之。

【行迟】五加皮同木瓜，末服。木占斯

【流涎】半夏同皂荚子仁，姜汁丸服。牛噍草服。鹿角末，米饮服。白羊屎频纳口中。东行牛涎涂。

【夜啼】〔内治〕当归胎寒好啼，日夜不止，焙研，乳和灌。前胡蜜丸服。刘寄奴同地龙，为末服。

伏龙肝丹砂、麝香，丸服。灯花抹乳头，吮。胡粉水服三豆。硫黄同黄丹煅，埋过，丸服。白花蛇睛研，竹沥灌。虎睛研，竹沥灌。牛黄乳汁化豆许灌。狼屎中骨烧灰，水服。或加豺皮灰，缚猪绳灰水服。巴豆

时珍曰：小儿夜啼，多是停乳腹痛，余每以蜡匮巴豆药一二丸，服之，屡效。〔外治〕牵牛子 五倍子

牛蹄甲烧末贴脐。马蹄灰，马骨并贴脐。狗毛绛袋盛，系儿臂。鸡屎浴儿，并服少许。猪粪草 鸡粪草

桑白皮汁涂。天南星水调，贴足。

井口边草　白雄鸡翎　牛屎并密安席下。土拨鼠头骨　烧尸场土并安枕旁。仙人杖安身畔。树孔中草著户中。古檬板点灯，照之。

【脐肿】荆芥煎汤洗后，煨葱贴之，即消。桂心灸熨。东壁土　伏龙肝　白石脂　龙骨　海螵蛸　猪颊车髓同杏仁捣。脐带灰同当归、麝。油发灰　当归　甑带灰　绯帛灰　锦灰　绵灰并傅脐湿或肿。

【脐风】独蒜安脐上，灸至口出蒜气，仍以汁嚏鼻。盐豉贴脐，灸之。枣猫同诸药贴，灸。鲫鱼先以艾灸人中、承浆，烧研，酒服。全蝎酒炙研，入麝服。白僵蚕二枚，炒研，蜜服。守宫以丹砂养赤，为末，薄荷汤服。猴屎烧研，蜜服。牛黄竹沥化服。白牛屎涂口中。鸡屎白口噤，炒研，面赤属心，白属肺，酒研，或水煮汁服。猪脂百日内噤风，口中有物如蜗牛、白虫也，擦之令消。驴毛入麝，炒焦，乳汁和服。乌驴猪乳　牛涎　牛齝　草汁。天浆子同僵蚕、轻粉，灌之；同蜈蚣烧，服。大豆黄卷汁和乳，灌之，钓藤同甘草煎服。夜合花枝煮汁，拭小儿撮口。葛蔓烧灰，点咽。甘草浓煎。蛇莓汁并灌之，吐痰涎。

小儿惊痫
（有阴阳二症）

【阳证】甘草补元气，泻心火，小儿撮口发噤，煎汁灌之，吐去痰涎。黄连平肝胆心风热。羌活　龙胆草　青黛　金银薄　铁粉　剪刀股　马衔　铁精　铜镜鼻　雄黄　代赭石　鳖甲　鲮鲤甲　全蝎　守宫　龙骨齿、脑、角同。真珠　牡蛎粉　蛇蜕　白花蛇　乌蛇　伏翼　五灵脂　牛胆　牛黄竹沥化服。驼黄

野猪黄　熊胆　鲊答　羚羊角　狐肝、胆　蛇黄并平肝风，定惊痫。甘草泻心火，补元气。煎汁，吐撮口风痰。钩藤同甘草煎服，主小儿寒热，十二惊痫，胎风。丹砂色赤入心，安神除热。月内惊风欲死，涂五心。惊热多啼，同牛黄服。客忤卒死，同蜜服。惊忤不语，血入心窍，猪心血丸服。急惊搐搦，同天南星、全蝎末服。芦荟　龙脑引经。石菖蒲　柏子仁　茯神　茯苓　牡丹皮　琥珀　荆沥　淡竹沥　淡竹叶　竹茹　木通　天竹黄　铅霜　黄丹　紫石英　菩萨石　玳瑁　象牙　犀角磨汁服。天浆子研汁服。同全蝎、丹沙丸。田螺并主心经痰热惊痫。腊雪止儿热啼。油发灰乳服，止儿惊啼。发髲合鸡子黄煎，消为水服，主小儿惊热百病。月经惊痫发热，和青黛水服二钱，入口即定。黄芩肺虚惊啼，同人参末服。桔梗　薄荷　荆芥防风　藁本　紫菀　款冬花并主惊痫。桑根白皮汁。细辛　驴乳　驴毛　牛鼻津　白狗屎　马屎中粟并主客忤惊热。磁石炼汁。玄石并主养肾定惊。乳香同没药服。阿魏同炮蒜丸服。并主盘肠痛惊。半夏　天南星　枳壳　神曲　僵蚕　青礞石　金牙石　白矾　石油　水银　粉霜　轻粉　银朱　雷墨并主惊痫，风痰热痰。薇衔　女菀　莽草　芫荑　白鲜皮　蜀羊泉　鲤鱼脂　蜂房鹳屎　鸭血　鸡子　雄鸡血　鸡屎白　猪心　猪卵㿗皮灰　虎睛魄、鼻、爪并同。猴头骨　狗屎屎中骨同。六畜毛、蹄甲　牛拳木煎服。车脂纳口中。胡燕窠土并主惊痫。蜥蜴同蜈蚣、螳螂嘧鼻，定搐痛惊。蓝叶同凝水石傅头上。厕筹烧贴囟，治惊窜。白玉同寒水石涂足心，止惊蹄。老鸦蒜同车前子末，水调贴手足心，主急惊。牡鼠煎油，摩惊痫，黄土熨惊风遍身乌色。灯火焠。李叶　榆叶　马绊绳并煎水浴。安息香烧之，辟惊。鹅毛　雁毛并主小儿辟惊痫。

【阴证】黄芪　人参同黄芪、甘草，治小儿胃虚而成慢惊，乃泻火补金、益土平木之神品。天麻定风神

本草纲目

药。天南星慢惊，同天麻、麝香服，或丸服，坠痰。暑毒入心，昏迷搐搦，同白附子、半夏生研，猪胆丸服。附子慢惊，同全蝎煎服。尖，吐风痰。吹鼻，治脐风。乌头同上。蜀椒同牡蛎煎醋服。胡椒慢脾风，同丁香、羊屎末服。蚤休惊痫，摇头弄舌，热在腹中。慢惊带阳症，同栝楼根末服。乌药磨汤服。开元钱慢脾惊风，利痰奇妙，以一个烧出珠子，研末，木香汤下。骐麟竭同乳香丸服。麻黄吐泄后慢惊脾风，同白术，全蝎、薄荷末服。桂心平肝。焰消 硫黄金液丹。升麻 远志 蛇床子 缩砂 曼陀罗花并主慢惊阴痫。羊肉头、蹄、头骨并同。羊乳 鹿茸 马阴茎及鬐毛并主阴痫。独头蒜灸脐及汁嗤鼻。芸薹子同川乌末，涂顶。

痘疮

【预解】黄连 脐带并见初生下。葵根煮食。黑大豆同绿豆、赤小豆、甘草煮食，饮汁。胡麻油煎浓，食；外同葱涎，掺周身。朱砂蜜调服。白水牛虱焙研，作面饼食。生玳瑁同生犀磨汁，日服。兔肉腊月作酱食。兔血同朱砂或雄黄，作丸服。白鸽除夕食之，以毛煎水浴儿，卵，入厕中半日，取白，和丹砂，丸服，毒从二便出。鸡卵入蚯蚓蒸熟，立春日食。童尿或厕坑中浸七日，洗净，煮食。鹤卵煮食。鹳卵煮食。丝瓜蔓 壶卢须 兔头 鳢鱼并除夕煎汤，洗儿，令出多者，少；少者，无。

【内托】升麻解毒，散痘疹前热。柴胡退痘后热。牛蒡子痘出不快，便闭，咽不利，同荆芥、甘草，煎服。贯众同升麻、芍药煎。老丝瓜烧研，砂糖水服。山楂水煎。干陷，酒煎。荔枝浸酒。壳，煎汤。葡萄擂酒服。橄榄研。胡桃烧研，胡荽酒服。胡荽浸酒服。泰和老鸡五味煮食。竹笋汤。虾汤 鱼汤 生蚬水并主痘出不快。黄芪主气虚色白不起。人参同上。甘草初出干淡不长，色白不行浆，不光泽，既痂而胃

弱不食，痘后生痛肿，或溃后不收，皆元气不足也，并宜参、芪、甘草三味主之，以固营卫，生气血。或加糯米助肺，芎劳行气，芍药止痛，肉桂引血化脓。芎劳 芍药 糯米 肉豆蔻止泻。丁香灰白不起，或脾胃虚弱。麻黄风寒倒陷，蜜炒，酒服。猪心血痘疮倒靥，同片脑，酒服。引入心经，同乳香，丸服。猪齿 猫头 猫牙同人、猪、犬牙烧灰，水服。猫屎同人、狗、猪屎烧灰，水服。威灵仙上症，同片脑服。紫草入麝香酒服。人中白烧研。天灵盖烧研，酒服三分。或加雄黄。白丁香研末，入麝，酒服。鸦头烧研，水服。老鸦左翅烧灰，猪血丸服。并主陷下。大戟变黑归肾，研末，水服。狗屎中粟末服一钱。人牙烧血热紫赤便闭者宜之。同红花、蝉蜕，煎服。红花和血。胭脂干红，同胡桃服。点痘疔。令疮不入目。犀角磨汁。玳瑁磨汁。桦皮煮汁。并主紫赤干红。抱过鸡子壳倒陷便血昏睡，焙研，汤服五分，仍涂胸、背、风池。猪膘便闭，煮食。灯心草烦喘，小便不利，同鳖甲，煎服。牛黄紫黑，谵语发狂，研末，蜜服。丹砂人心狂乱，同益元散，片脑，水服。山豆根咽痛不利。白柿痘入目，日食之。真珠痘疔，研末，水服。桃胶痘后发搐，酒化服。象牙痘不收，磨水服。黄明胶瘢痕，水化服。

【外治】沉香同乳香、檀香烧烟，辟恶气，托痘。稻草 猪爪壳并烧烟，辟恶气。胡荽煎酒，喷儿，并洒床帐席下。杨柳根风寒出不快，煎汤浴。茱萸口噤，嚼二二粒，抹之。茶叶烧熏痘痒。马齿苋灰。败茅 黄绢灰。海螵蛸末。黄牛屎灰。荞麦 大豆 赤小豆 豌豆 绿豆并研，傅烂痘及痛。枇杷叶洗烂痘。青羊脂摩豆疮如疥。姜石 芒硝并涂痘毒。雄黄痘疔，同紫草末，胭脂水涂。蚕茧同白矾煅，傅痘疳。蜂蜜 酥油并润痘痂欲落不落，且无瘢痕。白僵蚕用雄鸡尾浸酒，和，涂痘瘢。密陀僧人乳调，涂痘瘢。猪肉汁 马肉汁并洗痘瘢。柳叶暑月生蛆，铺卧引之。毕澄茄嗤鼻，治痘入目。

本草纲目

第三卷 水部

雨水

（《拾遗》）

【释名】时珍曰：地气升为云，天气降为雨，故人之汗，以天地之雨名之。

【气味】咸，平，无毒。

立春雨水【主治】夫妻各饮一杯，还房，当获时有子，神效（藏器）。宜煎发散及补中益气药（时珍）。

【发明】时珍曰：虞抟《医学正传》云：立春节雨水，其性始是春升生发之气，故可以煮中气不足、清气不升之药。古方妇人无子，是日夫妇各饮一杯，还房有孕，亦取其资始发育万物之义也。

梅雨水【主治】洗疮疥，灭瘢痕，入酱易熟（藏器）。

【发明】藏器曰：江淮以南，地气卑湿，五月上旬连下旬尤甚。《月令》土润溽暑，是五月中气。过此节以后，皆须曝书画。梅雨沾衣，便腐黑，浣垢如灰汁，有异他水。但以梅叶汤洗之乃脱，余并不脱。

时珍曰：梅雨或作霉雨，言其沾衣及物，皆生黑霉也。芒种后逢壬为入梅，小暑后逢壬为出梅。又以三月为迎梅雨，五月为送梅雨。此皆湿热之气，郁遏熏蒸，酿为霪雨。人受其气则生病，物受其气则生霉，故此水不可造酒醋。其土润溽暑，乃六月中气，陈氏之说误矣。

液雨水【主治】杀百虫，宜煎杀虫消积之药（时珍）。

【发明】时珍曰：立冬后十日为入液，至小雪为出液，得雨谓之液雨，亦曰药雨。百虫饮此皆伏蛰，

露 水

（《拾遗》）

【释名】时珍曰：露者，阴气之液也，夜气著物而润泽于道傍也。

【气味】甘，平，无毒。

【主治】秋露繁时，以盘收取，煎如饴，令人延年不饥（藏器）。禀肃杀之气，宜煎润肺杀祟之药，及调疥癣虫癫诸散（虞抟）。

百草头上秋露：未晞时收取，愈百疾，止消渴，令人身轻不饥，肌肉悦泽。别有化云母作粉服法（藏器）。

八月朔日收取，摩墨点太阳穴，止头痛；点膏肓穴，治劳瘵，谓之天灸（时珍）。

百花上露：令人好颜色（藏器）。

柏叶上露　菖蒲上露：并能明目，旦旦洗之（时珍）。

韭叶上露：去白癜风，旦旦涂之（时珍）。

凌霄花上露：入目损目。

【发明】藏器曰：薛用弱《续齐谐记》云：司农邓绍，八月朝入华山，见一童子，以五采囊盛取柏叶下露珠满囊。绍问之。答云：赤松先生取以明目也。今人八月朝作露华囊，象此也。又郭宪《洞冥记》云：汉武帝时有吉云国，出吉云草，食之不死。日照之，露皆五色。东方朔得玄、青、黄三露，各盛五合，以献于帝。赐群臣服之，病皆愈。朔曰：日初出处，露皆如饴。今人煎露如饴，久服不饥。《吕氏春秋》云：

至来春雷鸣起蛰乃出也。

水之美者，有三危之露，为水即重于水也。时珍曰：秋露造酒最清洌。姑射神人吸风饮露。汉武帝作金盘承露，和玉屑服食。杨贵妃每晨吸花上露，以止渴解醒。番国有蔷薇露，甚芬香，云是花上露水，未知是否？藏器曰：凡秋露春雨着草，人素有疮及破伤者触犯之，疮顿不痒痛，乃中风及毒水，身必反张似角弓之状。急以盐豉和面作碗子，于疮上灸一百壮，出恶水数升，乃知痛痒而瘥也。

冬霜

（《拾遗》）

【释名】时珍曰：阴盛则露凝为霜，霜能杀物而露能滋物，性随时异也。乾象占云：天气下降而为露，清风薄之而成霜。霜所以杀万物消褪沴。当降而不降，当杀物而不杀物，皆政弛而慢也。不当降而降，不当杀物而杀物，皆政急而残也。许慎《说文》云：早霜，曰霙；白霜，曰皑。又有玄霜。承曰：凡取霜，以鸡羽扫之，瓶中密封阴处，久亦不坏。

【气味】甘，寒，无毒。

【主治】食之解酒热，伤寒鼻塞，酒后诸热面赤者（藏器）。和蚌粉，傅暑月痱疮，及腋下赤肿，立瘥（陈承）。

【附方】新一。寒热疟疾秋后霜一钱半，热酒服之。（《集玄方》）

腊 雪

（宋《嘉祐》）

【释名】时珍曰：按刘熙《释名》云：雪，洗也。洗除瘴疠虫蝗也。凡花五出，雪花六出，阴之成数也。冬至后第三戊为腊。腊前三雪，大宜菜麦，又杀虫蝗。腊雪密封阴处，数十年亦不坏；用水浸五谷种，则耐旱不生虫；洒几席间，则蝇自去；淹藏一切果食，不蛀蠹，岂非除虫蝗之验乎？藏器曰：春雪有虫，水亦易败，所以不收。

【气味】甘，冷，无毒。

【主治】解一切毒，治天行时气温疫，小儿热痫狂啼，大人丹石发动。酒后暴热，黄疸，仍小温服之（藏器）。洗目，退赤（张从正）。煎茶煮粥，解热止渴（吴瑞）。宜煎伤寒火喝之药，抹痱亦良（时珍）。

【发明】宗奭曰：腊雪水，大寒之水也，故治已上诸病。

雹

（音驳《拾遗》）

【释名】时珍曰：程子云：雹者，阴阳相搏之气，盖沴气也。或云：雹者，炮也，中物如炮也。曾子云：阳之专气为霰，阴之专气为雹。陆农师云：阴包阳为雹，阳包阴为霰。雪六出而成花，雹三出而成实。阴阳之辨也。《五雷经》云：雹乃阴阳不顺之气结成。亦有懒龙鳞甲之内，寒冻生冰，为雷所发，飞走堕落，大者如斗升，小者如弹丸。又蜥蜴含水，亦能作雹，未审果否？

本草纲目

夏冰

（《拾遗》）

【释名】凌（去声）。时珍曰：冰者，太阴之精，水极似土，变柔为刚，所谓物极反兼化也。故字从水，从仌。《周礼》：凌人掌冰，以供祭祀宾客。《左传》：古者曰在北陆而藏冰，西陆朝觌而出之。其藏之也，深山穷谷，涸阴冱寒，其用之也，禄位宾客丧祭。郎顗曰：藏冰以时，则雷出不震，弃冰不用，则雷不发而震。今人冬月藏冰于窖，登之以盐，是也。《淮南万毕术》有凝水石作冰法，非真也。

【气味】甘，冷，无毒。

【主治】去热烦，熨人乳石发热肿（藏器）。解烦渴，消暑毒（吴瑞）。伤寒阳毒，热盛昏迷者，以冰一块置于膻中良，亦解烧酒毒（时珍）。

【发明】藏器曰：夏暑盛热食冰，应与气候相反，诚恐入腹冷热相激，却致诸疾也。时珍曰：宋徽宗食冰太过，病脾疾。国医不效，召杨介诊之。介用大理中丸。上曰：服之屡矣。介曰：疾因食冰，臣因以冰煎此药，是治受病之原也。服之果愈。若此，可谓舌机之士矣。

【附方】新一。灭瘢痕以冻凌频熨之，良。（《千金方》）

【气味】咸，冷，有毒。时珍曰：按《五雷经》云：人食雹，患疫疾大风颠邪之证。藏器曰：酱味不正者，当时取一二升纳入瓮中，即还本味也。

流 水

（《拾遗》）

【集解】时珍曰：流水者，大而江河，小而溪涧，皆流水也。其外动而性静，其质柔而气刚，与湖泽陂塘之止水不同。然江河之水浊，而溪涧之水清，复有不同焉。观浊水流水之鱼，与清水止水之鱼，性色迥别；淬剑染帛，色各不同；煮粥烹茶，味亦有异。则其入药，岂可无辨乎。

千里水 东流水 甘烂水（一名劳水）

【气味】甘，平，无毒。

【主治】病后虚弱，扬之万遍，煮药禁神最验（藏器）。主五劳七伤，肾虚脾弱，阳盛阴虚，目不能瞑，及霍乱吐利，伤寒后欲作奔豚（时珍）。

逆流水。

【主治】中风、卒厥、头风、疟疾、咽喉诸病，宣吐痰饮（时珍）。

【发明】藏器曰：千里水、东流水二水，皆堪荡涤邪秽，煎煮汤药，禁咒神鬼。潢污行潦，尚可荐之王公，况其灵长者哉。《本经》云：东流水为云母石所畏。炼云母用之，与诸水不同，即其效也。思邈曰：江水，流泉远涉，顺势归海，不逆上流，用以治头，劳水，取其水不强，火不盛也。无江水，则以千里东流水代之，如泾、渭之类。时珍曰：劳水即扬泛水，张仲景谓之甘烂水。用流水二斗，置大盆中，以杓高扬之千万遍，有沸珠相逐，乃取煎药。盖水性本咸而体重，劳之则甘而轻，取其不助肾气而益脾胃也。虞抟《医学正传》云：甘烂水甘温而性柔，故烹伤寒阴

证等药用之。顺流水性顺而下流，故治下焦腰膝之证，及通利大小便之药用之。急流水，湍上峻急之水，其性急速而下达，故通二便、风痹之药用之。逆流水，洄澜之水，其性逆而倒上，故发吐痰饮之药用之也。

宗奭曰：东流水取其性顺疾速，通膈下关也。倒流水取其回旋流止，上而不下也。张从正曰：昔有患小便闭者，众工不能治，令取长川急流之水煎前药，一饮立溲，则水可不择乎。

【附方】新三。

目不得瞑乃阳气盛不得入于阴，阴气虚，故目不得瞑。治法饮以半夏汤，用流水千里外者八升，扬之万遍，取其清五升煮之，炊苇薪火，置秫米一升，半夏五合，徐炊令竭为一升，去滓，饮汁一小杯，日三饮，以知为度。详半夏下。（《灵枢经》）

汗后奔豚茯苓桂枝汤，治发汗后脐下悸，欲作奔豚者。茯苓一两，炙甘草二钱半，桂枝三钱，大枣二枚。以甘烂水二升，煮茯苓减半，服之，日再。（仲景《金匮要略》）

服药过剂烦闷，东流水饮一二升。（《肘后方》）

井泉水

（宋《嘉祐》）

【释名】时珍曰：井字象井形，泉字象水流穴中之形。

【集解】颖曰：井水新汲，疗病利人。平旦第一汲，为井华水，其功极广，又与诸水不同。凡井水有远从地脉来者，为上；有从近处江湖渗来者，次之；其城市近沟渠污水杂入者，成碱，用须煎滚，停一时，候碱澄乃用之，否则气味俱恶，不堪入药、食、茶、酒也。雨后水浑，须擂入桃、杏仁澄之。时珍曰：凡井以黑铅为底，能清水散结，人饮之无疾。入丹砂镇之，令人多寿。按麻知几《水解》云：九畴昔访灵台

太史，见铜壶之漏水焉。太史召司水者曰：此水已三周环，水滑则漏迅，漏迅则刻差，当易新水。予因悟曰：天下之水，用之灭火则同，濡槁则同，至于性从地变，质与物迁，未尝同也。故蜀江濯锦则鲜，济源烹楮则皛。南阳之潭渐于菊，其人多寿；辽东之涧通于参，其人多发。晋之山产矾石，泉可愈疽；戎之麓伏硫黄，汤可浴疠。扬子宜荠，淮菜宜醪；沧卤能盐，阿井能胶。澡垢以污，茂田以苦。瘿消于藻带之波，痰破于半夏之洳。冰水咽而霍乱息，流水饮而癃闷通。雪水洗目而赤退，咸水濯肌而疮干。菜之为齑，铁之为浆，菊之为酒，蘖之为醋，千派万种，言不可尽。至于井之水一也。尚数名焉，况其他者乎。反酌而倾曰倒流，出甓未放曰无根，无时初出曰新汲，将旦首汲曰井华。夫一井之水，而功用不同，岂可烹煮之间，将行药势，独不择夫水哉？昔有患小溲闭者，众不能瘥。张子和易之以长川之急流，煎前药，一饮立溲。此正与《灵枢经》治不瞑半夏汤，用千里流水同意味。后之用水者，当以子和之法为制。予于是作《水解》。

井华水 【气味】甘，平，无毒。

【主治】酒后热痢，洗目中肤翳，治人大惊九窍四肢指歧皆出血，以水噀面。和朱砂服，令人好颜色，宜煎补阴之药（虞抟）。宜煎一切痰火气血药（时珍）。

镇心安神。治口臭，堪炼诸药石。投酒醋，令不腐（《嘉祐》）。

新汲水 【主治】消渴反胃，热痢热淋，小便赤涩，却邪调中，下热气，并宜饮之。射痈肿令散，洗漆疮。治坠损肠出，冷喷其身面，则肠自入也。又解闭口椒毒，下鱼骨哽（《嘉祐》）。解马刀毒（之才）。解砒石、乌喙、烧酒、煤炭毒。治热闷昏瞀烦渴（时珍）。

【发明】禹锡曰：凡饮水疗疾，皆取新汲清泉，不用停污浊暖，非直无效，亦且损人。虞抟曰：新汲

井华水，取天一真气，浮于水面，用以煎补阴之剂，及炼丹煮茗，性味同于雪水也。时珍曰：井泥不食，井冽寒泉食，是矣。

人之经血象之，须取其土厚水深，源远而质洁者，食用可也。

人乃地产，资禀与山川之气相为流通，而美恶寿夭，亦相关涉。《易》曰：井泥不食，井冽寒泉食，是矣。

者乎。贪淫有泉，仙寿有井，载在往牒，必不我欺。《淮南子》云：土地各以类生人。是故山气多男，泽气多女，障气多瘖，风气多聋，林气多癃，木气多伛，下气多尰，弱土人尰，石气多力，险气多瘿，暑气多夭，寒气多寿，谷气多痹，丘气多狂，广气多仁，陵气多贪。坚土人刚，弱土人懦，垆土人大，沙土人细，息土人美，耗土人丑，轻土多利，重土多迟。清水音小，浊水音大，湍水人轻，迟水人重。皆应其类也。又《河图括地象》云：九州殊题，水泉刚柔各异。兖豫宫徵会，其气平静，人声端，其泉甘以苦。雍冀商羽合，其气刚勇，人声塞，其泉苦以辛。荆扬角徵会，其气慓轻，人声急，其泉酸以苦。梁州商徵接，其气声捷，其泉咸以辛。观此二说，则人赖水土以养生，可不慎所择乎。时珍曰：按《后汉书》云：有妇人病经年，世谓寒热注病。十一月，华佗令坐石槽中，平旦用冷水灌，云当至百。始灌七十，冷颤欲死。灌者惧欲止，佗不许，灌至八十，热气乃蒸出，器器然高二三尺。满百灌，乃使燃火温床，厚覆而卧。徐嗣伯诊之。汗出，以粉扑之而愈。又《南史》云：将军房伯玉，服五石散十许剂，更患冷疾，夏月常复衣。徐嗣伯诊之。曰：乃伏热也，须以水发之，非冬月不可。十一月冰雪大盛时，令伯玉解衣坐石上，取新汲冷水，从头浇之。尽二十斛，口噤气绝。家人啼哭请止，嗣伯执挝谏者。又尽水百斛，伯玉始能动，背上彭彭有气。俄而起坐，云热不可忍，乞冷饮。嗣伯以水一升饮之，疾遂愈。自尔常发热，冬月犹单衫，体更肥壮。时珍窃谓二人所病，皆伏火之证，《素问》所谓诸禁鼓栗，皆属于火也。治法火郁则发之，而二子乃于冬月平旦浇以冷

水者，冬至后阳气在内也，平旦亦阳气方盛时也，折之以寒，使热气郁遏至极，激发而汗解，乃物不极不反，是亦发之之意。《素问》所谓正者正治，反者反治，逆而从之，从而逆之，疏通道路，令气调和者也。春月则阳气已泄，夏秋则阴气在内，故必于十一月至后，乃可行之。二子之医，可谓神矣。

【附方】旧八，新二十一。九窍出血方见主治下。衄血不止叶氏用新汲水，随左右洗足即止，累用有效。一方：用冷水噀面。一方：冷水浸纸贴囟上，以熨斗熨之，立止。一方：用冷水一瓶，淋射顶上及哑门上。或以湿纸贴之。金疮血出不止，冷水浸之即止。（《延寿方》）犬咬血出以水洗，至血止，绵裹之。（《千金方》）蝎蛮螫伤以水浸故布揾之，暖即易。（《千金方》）鱼骨哽咽取水一杯，合口向水，张口取水气，哽当自下。（《肘后方》）中砒石毒多饮新汲井水，得吐利佳。（《集简方》）中乌喙毒方同上。中蒙汗毒饮冷水即安。（《济急方》）中煤炭毒一时运倒，不救杀人。急以清水灌之。（唐瑶《经验方》）服药过剂卒呕不已。饮新汲水一升。（《肘后方》）烧洒醉死急以新汲水浸其发，外以故帛浸湿，贴其胸膈，仍细细灌之，至苏乃已。（《濒湖集简方》）饮酒齿痛井水频含漱之。（《直指方》）破伤风病用火命妇人取无根水一盏，入百草霜调捏作饼，放患处。三五换，如神，此蒋亚香方也。（《谈野翁试验方》）坠损肠出方见主治下。眼睛突出一二寸者。以新汲水灌渍睛中，数易之，自入。（《梅师方》）时行火眼患人每日于井上。旋匝三遍，能泄火气。（《集玄方》）心闷汗出不识人。新汲水和蜜饮之，甚效。（《千金方》）呕吐阳厥卒死者。饮新汲水二升佳。（《千金方》）霍乱吐泻勿食热物。饮冷水一碗，仍以水一盆浸两足，立止。（《救急良方》）厌禳瘟疫腊旦除夜，以小豆、川椒各七七粒投井中，勿令人知，能却瘟疫。又法：元旦

以大麻子三七粒，投井中。口气臭恶正旦含井华水，吐弃厕下，数度即瘥也。（《肘后方》）心腹冷痛男子病，令女人取水一杯饮之；女人病，令男人取水一杯饮之。（《肘后方》）寒热注病方见发明下。火病恶寒方见发明下。丁毒疽疮凡手指及诸处有疮起，发痒，身热恶寒，或麻木，此极毒之疮也。急用针刺破，挤去恶血，候血尽，口噙凉水吮之，水温再换，吮至痛痒皆住即愈，此妙法也。（《保寿堂方》）妇人将产井华水服半升，不作运。（《千金方》）初生不啼取冷水灌之，外以葱白茎细鞭之，即啼。（《全幼心鉴》）

节气水

（《纲目》）

【集解】时珍曰：一年二十四节气，一节主半月，水之气味，随之变迁，此乃天地之气候相感，又非疆域之限也。《月令通纂》云：正月初一至十二日止，一日主一月。每旦以瓦瓶秤水，视其轻重，重则雨多，轻则雨小。观此，虽一日之内，尚且不同，况一月乎。

立春、清明二节贮水，谓之神水。[主治] 宜浸造诸风、脾胃虚损诸丹丸散及药酒，久留不坏。

寒露、冬至、小寒、大寒四节，及腊日水。[主治] 宜浸造滋补五脏及痰火、积聚、虫毒诸丹丸，并煮酿药酒，与雪水同功。

立秋日五更井华水 [主治] 长幼各饮一杯，能却疟痢百病。

重午日午时水 [主治] 宜造疟痢、疮疡金疮、百虫蛊毒诸丹丸。

小满、芒种、白露三节内水 [主治] 并有毒。造药，酿酒、醋一应食物，皆易败坏。人饮之，亦生脾

胃疾（并时珍）。

玉井水

（《拾遗》）

【集解】藏器曰：诸有玉处山谷水泉皆是也。山有玉而草木润，身有玉而毛发黑。玉既重宝，水又灵长，故有延生之望。今人近山多寿者，岂非玉石津液之功乎。太华山有玉水溜下，土人得服之，多长生。

【气味】甘，平，无毒。

【主治】久服神仙，令人体润，毛发不白（藏器）。

碧海水

（《拾遗》）

【集解】藏器曰：东方朔《十洲记》云：夜行海中，拨之有火星者，咸水也。色既碧，故曰碧海。时珍曰：海乃百川之会。天地四方，皆海水相通，而地在其中。其味咸，其色黑，水行之正也。

【气味】咸，小温，有小毒。

【主治】煮浴，去风瘙癣。饮一合，吐下宿食胪胀（藏器）。

本草纲目

热汤

（宋《嘉祐》）

【释名】百沸汤（《纲目》）。麻沸汤（仲景）。太和汤。

【气味】甘，平，无毒。时珍曰：按汪颖云：热汤，须百沸者佳。若半沸者，饮之反伤元气，作胀。铜瓶煎汤服，损人之声。

【主治】助阳气，行经络（宗奭）。熨霍乱转筋入腹及客忤死（《嘉祐》）。

【发明】宗奭曰：热汤能通经络，患风冷气痹人，以汤淋脚至膝上，厚覆取汗周身，然别有药，亦假阳气而行尔。四时暴泄痢，四肢冷，脐腹疼，深汤中坐，浸至腹上，频频作之，生阳诸药，无速于此。虚寒人始坐汤中必颤。仍常令人伺守之。张从正曰：凡伤寒、伤风、伤食、伤酒，初起无药，便饮太和汤碗许，或酸齑汁亦可，以手揉肚，觉恍惚，再饮再揉，至无所容，探吐，汗出则已。时珍曰：张仲景治心下痞，按之濡，关上脉浮，大黄黄连泻心汤，用麻沸汤煎之，取其气薄而泄虚热也。《朱真人灵验篇》云：有人患风疾数年，掘坑令坐坑内，解衣，以热汤淋之，良久，以簟盖之，汗出而愈，此亦通经络之法也。时珍

车辙中水

（《纲目》）

【释名】时珍曰：辙，乃车行迹也。

【主治】疬疡风，五月五日取洗之，甚良。牛蹄迹中水亦可（时珍）。

常推此意，治寒湿，加艾煎汤；治风虚，加五枝或五加煎汤淋洗，觉效更速也。

【附方】旧四，新九。伤寒初起取热汤饮之，候吐则止。（陈藏器《本草》）初感风寒头痛憎寒者。用水七碗，烧锅令赤，投水于内，取起再烧再投，如此七次，名沸汤，乘热饮一碗，以衣被覆头取汗，神效。（《伤寒蕴要》）忤恶卒死铜器或瓦器盛热汤，隔衣熨其腹上，冷即易，立愈。（陈藏器《本草》）霍乱转筋以器盛汤熨之，仍令蹋器，使足底热彻，冷则易。（《嘉祐本草》）暑月喝死以热汤徐徐灌之，小举其头，令汤入腹，即苏。（《千金方》）火眼赤烂紧闭目，以热汤沃之，汤冷即止，频沃取安，妙在闭目。或加薄荷、防风、荆芥煎汤沃之，亦妙。（赵原阳《济急方》）金疮血出不止。以故布蘸热汤盦之。（《延寿书》）代指肿痛麻沸汤渍之，即安。（陈藏器）马汗入疮肿痛欲死。沸汤温洗，即瘥。（《千金方》）蝎蜇螫伤温汤渍之，数易，至旦愈。（华陀治彭城夫人方）蛇绕不解热汤淋之，即脱。（《千金方》）冻疮不瘥热汤洗之。（《集简方》）

浆　水

（宋《嘉祐》）

【释名】酸浆。嘉谟曰：浆，酢也。炊粟米热，投冷水中，浸五六日，味酢，生白花，色类浆，故名。若浸至败者，害人。

【气味】甘、酸，微温，无毒。宗奭曰：不可同李食，令人霍乱吐利。妊妇勿食，令儿骨瘦。水浆尤不可饮，令绝产。醉后饮之，失音。

本草纲目

【主治】调中引气，宣和强力，通关开胃止渴，霍乱泄利，消宿食。宜作粥薄暮啜之，解烦去睡，调理腑脏。煎令酸，止呕哕，白人肤，体如缯帛（《嘉祐》）。利小便（时珍）。

【发明】震亨曰：浆水性凉善走，故解烦渴而化滞物。

【附方】旧五，新一。霍乱吐下酸浆水，煎干姜屑，呷之。（《兵部手集》）过食脯腊筋痛闷绝。浆水煮粥，入少鹰屎，和食。（孙真人方）滑胎易产酸浆水和水少许。顿服。（《产宝》）手指肿痛浆水入少盐，热渍之，冷即易之。（孙真人方）面上黑子每夜以暖浆水洗面，以布揩赤，用白檀香磨汁涂之。（《外台秘要》）骨哽在咽慈石（火煅醋淬）、陈橘红（焙）、多年浆水脚（炒）等分。为末，别以浆水脚和丸芡子大，每含咽一丸。（《圣济录》）

第四卷 火部

阳火、阴火

(《纲目》)

【集解】李时珍曰：火者五行之一，有气而无质，造化两间，生杀万物，显仁藏用，神妙无穷，火之用其至矣哉。愚尝绎而思之，五行皆一，惟火有二。二者，阴火、阳火也。其纲凡三：其目凡十有二。所谓三者，天火也，地火也，人火也。所谓十有二者，天之火四，地之火五，人之火三也。试申言之。天之阳火二：太阳，真火也；星精，飞火也（赤物曒曒，降则有灾，俗呼火殃）。天之阴火二：龙火也，雷火也（龙口有火光，霹雳之火，神火也）。地之阳火三：钻木之火也，击石之火也，戛金之火也。地之阴火二：石油之火也（见石部石脑油）。水中之火也（江湖河海，夜动有火。或云：水神夜出，则有火光）。地之阴火一：丙丁君火也（心、小肠，离火也）。人之阴火二：命门相火也（起于北海，坎火也，游行三焦，寄位肝胆），三昧之火也（纯阳，乾火也）。合而言之，阳火六，阴火亦六，共十二焉。诸阳火遇草而焫，得木而燔，可以湿伏，可以水灭。诸阴火不焚草木而流金石，得湿愈焰，遇水益炽，以水折之，则光焰诣天，物穷方止，以火逐之，以灰扑之，则灼性自消，光焰自灭。故人之善反于身者，上体于天而下验于物，则君火相火，正治从治之理，思过半矣。此外又有萧丘之寒火（萧丘在东海中，上有自然之火，春生秋灭。生一种木，但小焦黑。出《抱朴子外篇》）。又陆游云：火山军，其地锄耘深入，则有烈焰，不妨种植。亦寒火也）。泽中之阳焰（状如火焰，起于水面。出《素问王冰注》）。野外之鬼磷（其火色青，其状如炬，

本草纲目

或聚或散，俗呼鬼火。或云：诸血之磷光也）。金银之精气（凡金银宝玉，皆夜有火光）。此皆似火而不能焚物者也。至于樟脑、猥髓，皆能水中发火（樟脑见木部，猥髓见兽部）。浓酒、积油，得热气则火自生（烧酒、醇酒，得火气则自焚。油满百石，则火自生。油纸、油衣、油铁，得热蒸激，皆自生火也）。南荒有厌火之民（国近黑昆仑，人能食火炭）、食火之兽（《原化记》云：祸斗兽，状如犬而食火，粪复为火，能烧人屋）。西戎有食火之鸟（驼鸟，见禽部）。火鸦蝙蝠，能食焰烟；火龟火鼠，生于火地（火龟见介部龟下，火鼠见兽部鼠下）。此皆五行物理之常，而乍闻者目为怪异，盖未深诣乎此理故尔。复有至人，入水不溺，入火不焚，入金石无碍，步日月无影。斯人也，与道合真，不知其名，谓之至人。蔡九峰言木火、石火、雷火、水火、虫火、磷火，似未尽该也。震亨曰：太极动而生阳，静而生阴，阳动而变，阴静而合，而生水火木金土，各一其性。惟火有二：曰君火，人火也；曰相火，天火也。火内阴而外阳，主乎动者也，故凡动皆属火。以名而言，形气相生，配于五行，故谓之君；以位而言，生于虚无，守位禀命，因其动而可见，故谓之相。天主生物，故恒于动，人有此生，亦恒于动。动者，皆相火之为也。见于天者，出于龙雷则木之气，出于海则水之气也；其于人者，寄于肝肾二部，肝木而肾水也。胆者肝之腑，膀胱者肾之腑，心包络者肾之配，三焦以焦言，而下焦司肝肾之分，皆阴而下者也。天非此火不能生物，人非此火不能自生。天之火虽出于木，而皆本乎地。故雷非伏，龙非蛰，海非附于地，则不能鸣，不能飞，不能波也。鸣也，飞也，波也，动而为火者也。肝肾之阴，悉具相火，人而同乎天也。然而东垣以火为元气之贼，与元气不两立，一胜则一负者，何哉？周子曰：神发知矣。五性感物而万事出。有知之后，五者之性，为物所感而动，即《内经》五火也。五性厥阳之火，与相火相扇，则妄动矣。火起于妄，变化莫测，煎熬真阴，

阴虚则病，阴绝则死。君火之气，《经》以暑与湿言之；相火之气，《经》以火言之，盖表其暴悍酷烈甚于君火也。故曰：相火元气之贼。周子又曰：圣人定之以中正仁义而主静。朱子曰：必使道心常为一身之主，而人心每听命焉。夫人心听命而又主之以静，则彼五火之动皆中节，相火惟有裨补造化，以为生生不息之运用尔，何贼之有？或曰：《内经》止于六气言火，未言及脏腑也。曰：岐伯历举病机一十九条，而属火者五：诸热瞀瘛，皆属于火；诸逆冲上，皆属于火；诸躁狂越，皆属于火；诸禁鼓栗，如丧神守，皆属于火；诸病胕肿，疼酸惊骇，皆属于火，是也。刘河间云：诸风掉眩属于肝，风火也；诸气膹郁属于肺，燥火也；诸湿肿满属于脾，湿火也；诸痛痒疮属于心，郁火也。是皆火之为病，出于脏腑者然也。以陈无择之通敏，犹以暖温为君火，日用之火为相火，无怪乎后人之聋瞽也。

燧火

（《纲目》）

【集解】时珍曰：周官司爟氏四时变国火以救时疾，季春出火，季秋纳火，民咸从之。盖人之资于火食者，疾病寿夭生焉。四时钻燧，取新火以为饮食之用，依岁气而使无亢不及，所以救民之时疾也。榆柳先百木而青，故春取之，其火色青。杏枣之木心赤，故夏取之，其火色赤。柞楢之木理白，故秋取之，其火色白。槐檀之木心黑，故冬取之，其火色黑。桑柘之木肌黄，故季夏取之，其火色黄。天文大火之次，于星为心。季春龙见于辰而出火，季秋龙伏于戌而纳火，于时为寒。顺天道而百工之作息皆因之，以免水旱灾祥之流行也。后世寒食禁火，乃季春改火遗意，而俗作介推事，谬矣。《道书》云：灶下灰火

谓之伏龙屎,不可爇香祀神。

桑柴火

(《纲目》)

【主治】痈疽发背不起,瘀肉不腐,及阴疮瘰疬流注,臁疮顽疮,然火吹灭,日灸二次,未溃拔毒止痛,已溃补接阳气,去腐生肌。凡一切补药诸膏,宜此火煎之。但不可点艾伤肌(时珍)。

【发明】震亨曰:火以畅达拔引郁毒,此从治之法也。时珍曰:桑木能利关节,养津液。得火则拔引毒气,而祛逐风寒,所以能去腐生新。《抱朴子》云:一切仙药,不得桑煎不服。桑乃箕星之精,能助药力,除风寒痹诸痛,久服终身不患风疾故也。藏器曰:桑柴火灸蛇,则足见。

炭火

(《纲目》)

【集解】时珍曰:烧木为炭。木久则腐,而炭入土不腐者,木有生性,炭无生性也。葬家用炭,能使虫蚁不入,竹木之根自回,亦缘其无生性耳。古者冬至、夏至前二日,垂土炭于衡,两端轻重令匀,阴气至则土重,阳气至则炭重也。

【主治】栎炭火,宜锻炼一切金石药。桴炭火,宜烹煎焙炙百药丸散(时珍)。

白炭【主治】误吞金银铜铁在腹,烧红,急为末,煎汤呷之;甚者,刮末三钱,井水调服,未效再服。

又解水银、轻粉毒。带火炭纳水底，能取水银出也。上立炭带之，辟邪恶鬼气。除夜立之户内，亦辟邪恶（时珍）。

【附方】新六。卒然咽噎炭末蜜丸，含咽。（《千金方》）白虎风痛日夜走注，百节如啮。炭灰五升，蚯蚓屎一升，红花七捻。以醋拌之，用故布包二包，更互熨痛处，取效。（《圣惠良方》）久近肠风下血。用紧炭三钱，枳壳（烧存性）五钱。为末。每服三钱，五更米饮下一服，天明再服，当日见效。忌油腻毒物。（《普济方》）汤火灼疮炭末，香油调涂。（《济急方》）白癫头疮白炭烧红，投沸汤中，温洗之取效。（《百一方》）阴囊湿痒烊炭、紫苏叶末，扑之。（《经验方》）。

芦火、竹火

（《纲目》）

【主治】宜煎一切滋补药（时珍）。

【发明】时珍曰：凡服汤药，虽品物专精，修治如法，而煎药者卤莽造次，水火不良，火候失度，则药亦无功。观夫茶味之美恶，饭味之甘餲，皆系于水火烹饪之得失，即可推矣。是以煎药须用小心老成人，以深罐密封，新水活火，先武后文，如法服之，未有不效者。火用陈芦、枯竹，取其不强，不损药力也；桑柴火，取其能助药力；烊炭，取其力慢；栎炭，取其力紧；湿养用糠及马屎、牛屎者，取其缓而能使药力匀遍也。

本草纲目

艾火

（《纲目》）

【主治】灸百病。若灸诸风冷疾，入硫黄末少许，尤良（时珍）。

【发明】时珍曰：凡灸艾火者，宜用阳燧，火珠承日，取太阳真火。其次则钻槐取火，为良。若急卒难备，即用真麻油灯，或蜡烛火，以艾茎烧点于炷，滋润灸疮，至愈不痛也。其夏冰、击石、钻燧入木之火，皆不可用。邵子云：火无体，因物以为体，金石之火，烈于草木之火，是矣。八木者，松火，难瘥，柏火，伤神多汗；桑火，伤肌肉；柘火，伤气脉；枣火，伤内吐血；橘火，伤营卫经络；榆火，伤骨失志；竹火，伤筋损目也。《南齐书》载武帝时，有沙门从北齐赍赤火来，其火赤于常火而小，云以疗疾，贵贱争取之，灸至七炷，多得其验。吴兴杨道庆虚疾二十年，灸之即瘥。咸称为圣火，诏禁之不止。不知此火，何物之火也。

【附录】阳燧，时珍曰：火镜也。以铜铸成，其面凹，摩热向日，以艾承之，则得火。《周礼》司烜氏以火燧取明火于日，是矣。火珠见石部水精下。

神针火

（《纲目》）

【主治】心腹冷痛，风寒湿痹，附骨阴疽，凡在筋骨隐痛者，针之，火气直达病所，甚效（时珍）。

【发明】时珍曰：神针火者，五月五日取东引桃枝，削为木针，如鸡子大，长五六寸，干之。用时以

火针

（《纲目》）

【释名】燔针（《素问》）。焠针（《素问》）。烧针（《伤寒论》）。煨针。时珍曰：火针者，《素问》所谓燔针、焠针也，张仲景谓之烧针，川蜀人谓之煨针。其法：麻油满盏，以灯草二七茎点灯，将针频涂麻油，灯上烧令通赤用之。不赤或冷，则反损人，且不能去病也。其针须用火箸铁造之为佳。点穴墨记要明白，差则无功。

【主治】风寒筋急挛引痹痛，或瘫缓不仁者，针下疾出，急按孔穴则疼止，不按则疼甚。症块结积冷病者，针下慢出，仍转动，以发出污浊。痈疽发背有脓无头者，针令脓溃，勿按孔穴。凡用火针，太深则伤经络，太浅则不能去病，要在消息得中。针后发热恶寒，此为中病。凡面上及夏月湿热在两脚时，皆不可用此（时珍）。

【发明】时珍曰：《素问》云：病在筋，调之筋，燔针劫刺其下；及筋急者，病在骨，调之骨，燔针劫刺，药熨之。又《灵枢经》叙十二经筋所发诸痹痛，皆云治在燔针劫刺，以知为度，以痛为输。又云：经筋之病，

绵纸三、五层衬于患处，将针蘸麻油点着，吹灭，乘热针之。又有雷火神针法，用熟蕲艾末一两，乳香、没药、穿山甲、硫黄、雄黄、草乌头、川乌头、桃树皮末各一钱，麝香五分。为末，拌艾，以厚纸裁成条，铺药艾于内，紧卷如指大，长三四寸，收贮瓶内，埋地中七七日，取出。用时，于灯上点着，吹灭，隔纸十层，乘热针于患处，热气直入病处，其效更速。并忌冷水。

寒则反折筋急，热则纵弛不收，阴痿不用。焠刺者，焠寒急也。纵缓不收者，无用燔针乃为筋寒而急者设，以热治寒，正治之法也。而后世以针积块，亦假火气以散寒涸，而发出污浊也。或又以治痈疽者，则是以从治之法，溃泄其毒气也。而昧者以治伤寒热病，则非矣。张仲景云：太阳伤寒，加温针必发惊。营气微者，加烧针则血流不行，更发热而烦躁。太阳病，下之，心下痞，表里俱虚，阴阳俱竭，复加烧针，胸烦、面色青黄、肤润者，难治。此皆用针者不知往哲设针之理，而谬用以致害人也。又凡肝虚目昏多泪，或风赤，及生翳膜顽厚，或病后生白膜失明，上冲于目生翳，烙后翳破，即宜熨烙之法。盖气血得温则宣流，得寒则凝涩故也。其法用平头针如翳大小，烧赤，轻轻当翳中烙之，烙后翳破，即用除翳药傅点。

灯火

（《纲目》）

【主治】小儿惊风、昏迷、搐搦、窜视诸病。又治头风胀痛，视头额太阳络脉盛处，以灯心蘸麻油点灯焠之，良。外痔肿痛者，亦焠之。油能去风解毒，火能通经也。小儿初生，因冒寒气欲绝者，勿断脐，急烘絮包之，将胎衣烘热，用灯炷于脐下，往来燎之，暖气入腹内，气回自苏。又烧铜匙柄熨烙眼弦内，去风退赤，甚妙（时珍）。

【发明】时珍曰：凡灯惟胡麻油、苏子油然者，能明目治病。其诸鱼油、诸禽兽油、诸菜子油、棉花子油、桐油、豆油、石脑油诸灯，烟皆能损目，亦不治病也。

【附方】新七。

小儿诸惊仰向后者，灯火焠其囟门，两眉际之上下。搅肠沙痛阴阳腹痛，手足冷，但身上有红点，以灯草蘸油点火，焠于点上。（《济急方》）手拳不开、目往上者，焠其顶心、两手心。眼翻不下者，焠其脐上下。不省人事者，焠其口上下手足心、心之上下。撮口出白沫者，焠其口上下手足心。（《小儿惊风秘诀》）百虫咬伤以灯火熏之，出水妙。（《济急方》）杨梅毒疮方广《心法附余》：用铅汞结砂、银朱各二钱，白花蛇一钱。为末，作纸捻七条。初日用三条，自后日用一条，神灯熏法：用银朱二钱，孩儿茶、龙挂香、皂角子各一钱。勿透风。须食饱，口含椒茶，热则吐去，再含。香油点灯于烘炉中，放被内盖卧，为末，以纸卷作灯心，大长三寸。每用一条，安灯盏内，香油浸点，置水桶中，以被围坐，用鼻吸烟咽之，口含冷茶，热则吐去。日熏二次，三日后口中破皮，以陈酱水漱之。神灯照法：治杨梅疮，年久破烂坑陷者。用银朱、水粉、线香各三钱，乳香、没药各五分，片脑二分。为末，以纸卷作捻，浸油点灯照疮，日三次，七日见效。须先服通圣散数帖，临时口含椒茶，以防毒气入齿也。年深疥癣遍身延蔓者。硫黄、艾叶研匀作捻，浸油点灯，于被中熏之。以油涂口鼻耳目，露之。（《集玄方》）

灯花

（《拾遗》）

【气味】缺。

【主治】傅金疮，止血生肉（藏器）。小儿邪热在心，夜啼不止，以二三颗，灯心汤调，抹乳吮之（时珍）。

【发明】时珍曰：昔陆贾言灯花爆而百事喜，《汉书·艺文志》有占灯花术，则灯花固灵物也。钱乙用治夜啼，其亦取此义乎？我明宗室富顺王一孙，嗜灯花，但闻其气，即哭索不已。时珍诊之，曰：此癖也。以杀虫治癖之药丸服，一料而愈。

烛烬

（《纲目》）

【集解】时珍曰：烛有蜜蜡烛、虫蜡烛、柏油烛、牛脂烛，惟蜜蜡、柏油者，烬可入药。

【气味】缺。

【主治】疔肿，同胡麻、针砂等分，为末，和醋傅之。治九漏，同阴干马齿苋等分，为末，以泔水洗净，和腊猪脂傅之。日三上（时珍）。

第五卷 土部

白垩

（音恶 《本经》下品）

【释名】白善土（《别录》）。白土粉（《衍义》）。画粉。

时珍曰：土以黄为正色，则白者为恶色，故名垩。后人讳之，呼为白善。

【集解】《别录》曰：白垩，生邯郸山谷。采无时。弘景曰：即今画家用者，甚多而贱，俗方稀用。颂曰：胡居士云：始兴小桂县晋阳乡有白善，而今处处皆有之，人家往往用以浣衣。《西山经》云：大次之山，其阳多垩。《中山经》云：葱聋之山，其中有大谷，多白、黑、青、黄垩。垩有五色，入药惟白者耳。宗奭曰：白善土，京师谓之白土粉，切成方块，卖于人浣衣。时珍曰：白土处处有之，用烧白瓷器坯者。

【修治】斅曰：凡使，勿用色青并底白者，捣筛末，以盐汤飞过，曝干用，则免结涩人肠也。每垩二两，用盐一分。大明曰：入药烧用，不入汤饮。

【气味】苦，温，无毒。《别录》曰：辛，无毒。不可久服。伤五脏，令人羸瘦。权曰：甘，温暖。

【主治】女子寒热症瘕，月闭积聚（《本经》）。阴肿痛，漏下，无子，泄痢（《别录》）。疗女子血结，涩肠止痢（甄权）。治鼻洪吐血，痔瘘泄精，男子水脏冷，女子子宫冷（大明）。合王瓜等分，为末，汤点二钱服，治头痛（宗奭）。

【发明】时珍曰：诸土皆能胜湿补脾，而白垩土，则兼入气分也。

【附方】新九。衄血不止白土末五钱。并华水调服。二服除根。(《瑞竹堂方》)水泄不化日夜不止。白垩(煅)、干姜(炮)各一两,楮叶(生研)二两。为末,糊丸绿豆大。每米饮下二十丸。(《普剂方》)翻胃吐食男妇皆治。白善土(煅赤,以米醋一升淬之,再煅再淬,醋干为度),取一两(研),干姜二钱半(炮)。为末。每服一钱,调下。服至一斤以上为妙。(《千金翼》)卒暴咳嗽白善土粉、白矾各一两。为末,姜汁糊丸梧子大。临卧姜汤服二十丸。(《乾坤生意》)加焰消半两。为末,汤泡杏仁杵,和丸皂子大。每用铜青一钱。为末。每以半钱泡汤洗。(《普剂方》)风赤烂眼倒睫拳毛。华佗方:用白土一两,凉水浸一丸,洗眼。(《乾坤秘韫》)小儿热丹白土一分,寒水石半两。为末。新水调涂。(钱乙《小儿方》)臁疮不干白痱子瘙痒旧屋梁上刮赤白垩末,傅之。普济方代指肿痛猪膏和白善土,傅之。(《肘后方》)善土煅研末,生油调搽。(《集玄方》)

赤土

(《纲目》)

【气味】甘,温,无毒。

【主治】主汤火伤,研末涂之(时珍)。

【附方】新三。牙宣疳䘌赤土、荆芥叶同研,揩之,日三次。(《普济方》)风疹瘙痒甚不能忍者。赤土研末,空心温酒服一钱。(《御药院方》)身面印文刺破,以醋调赤土傅之,干又易,以黑灭为度。(《千金方》)

甘土

（《拾遗》）

【集解】藏器曰：甘土，出安西及东京龙门。土底澄取之，洗腻服如灰，水和涂衣，去油垢。

【主治】草药及诸菌毒，热汤调末服之（藏器）。

黄土

（《拾遗》）

【释名】藏器曰：张司空言：三尺以上，曰粪；三尺以下，曰土。凡用，当去上恶物，勿令入客水。

【气味】甘，平，无毒。藏器曰：土气久触，令人面黄。掘土犯地脉，令人上气身肿。掘土犯神杀，令人生肿毒。

【主治】泄痢冷热赤白，腹内热毒绞结痛，下血。取干土，水煮三、五沸，绞去滓，暖服一、二升。

又解诸药毒、中肉毒、合口椒毒、野菌毒（藏器）。

【发明】时珍曰：按刘跂《钱乙传》云：元丰中，皇子仪国公病瘛疭，国医未能治，长公主举乙入，进黄土汤而愈。神宗召见，问黄土愈疾之状。乙对曰：以土胜水，水得其平，则风自退尔。上悦，擢太医丞。

又《夷坚志》云：吴少师得疾数月，消瘦，每日饮食入咽，如万虫攒攻，且痒且病，皆以为劳瘵，迎明医张锐诊之。锐令明旦勿食，遣卒诣十里外，取行路黄土至，以温酒二升搅之，投药百粒饮之。觉痛几不堪，及登溷，下马蝗千余，宛转，其半已困死，吴亦惫甚，调理三日乃安。因言夏月出师，燥渴，饮涧水一杯，

似有物入咽，遂得此病。锐曰：虫入人脏，势必孳生，饥则聚咂精血，饱则散处脏腑。苟知杀之而不能扫取，终无益也。是以请公枵腹以诱之，虫久不得土味，又喜酒，故乘饥毕集，一洗而空之。公大喜，厚赂谢之，以礼送归。

【附方】旧二，新十。小儿吃土用干黄土一块，研末，浓煎黄连汤调下。（《救急方》）乌纱惊风小儿惊风，遍身都乌者。急推向下，将黄土一碗，捣末，入久醋一钟，炒热包定熨之，引下至足，刺破为妙。（《小儿秘诀》）卒患心痛画地作王字，撮取中央土，水和一升服，良。（陈藏器《本草》）目卒无见黄土搅水中，澄清洗之。（《肘后方》）牛马肉毒及肝毒。取好土三升，水煮，清一升服，即愈。一方：入头发寸截和之，发皆贯肝而出也。（《肘后方》）内痔痛肿朝阳黄土、黄连末、皮消各一两。用猪胆汁同研如泥，每日旋丸枣大，纳入肛内，过一夜，随大便去之。内服乌梅、黄连二味丸药。（孙氏《集效方》）以故布重裹作二包，更互熨之。勿大热，恐破肉，取痛止则已，神效之方。（孙真人《千金方》）杖疮未破干黄土末，童尿，入鸡子清调涂刷上，干即止，随以热水洗去，复刷复洗，数十次，以紫转红为度。仍刷两胯，以防血攻阴也。（《摄生方》）汤火伤灼醋调黄土，涂之。（《谈野翁方》）蜈蚣螫伤画地作王字，内取土掺之，即愈。（《集简方》）蜂蚁叮螫反手取地上土傅之，或入醋调。（《千金方》）蠼螋尿疮画地作蠼螋形，以刀细取腹中土，唾和涂之，再涂即愈。孙真人云：予得此疾，经五六日不愈，或教此法，遂瘥。乃知万物相感，莫晓其由也。（《千金方》）

铸钟黄土（《拾遗》）

〔主治〕卒心痛，疰忤恶气，温酒服一钱（藏器）。

铸铧孔中黄土（《拾遗》）〔主治〕丈夫阴囊湿痒，及阴汗，细末扑之（藏器）。

东壁土

（《别录》下品）

【气味】甘，温，无毒。

【主治】下部疮，脱肛（《别录》）。止泄痢霍乱烦闷（藏器）。温疟，点目去翳。同蚬壳为末，傅豌豆疮（甄权）。疗小儿风脐（弘景）。摩干，湿二癣，极效（苏恭）。

【发明】弘景曰：此屋之东壁上土也，常先见日故尔。又可除油垢衣，胜石灰、滑石。藏器曰：取其向阳久干也。宗奭曰：久干之说不然。盖东壁先得太阳真火烘炙，故治瘟疫。初出少火之气壮，壮火之气衰，故不用南壁而用东壁。时珍曰：昔一女，忽嗜河中污泥，日食数碗。玉田隐者以壁间败土调水饮之，遂愈。又凡脾胃湿多，吐泻霍乱者，以东壁土，新汲水搅化，澄清服之，即止。盖脾主土，喜燥而恶湿，故取太阳真火所照之土，引真火生发之气，补土而胜湿，则吐泻自止也。《岭南方》治瘴疟香椿散内用南壁土，近方治反胃呕吐用西壁土者，或取太阳离火所照之气，或取西方收敛之气，然皆不过借气补脾胃也。

【附方】旧三，新九。急心痛五十年陈壁土、枯矾各二钱。为末，蜜丸，艾汤服。（《集玄方》）霍乱烦闷向阳壁土，煮汁服。（《圣济录》）药毒烦闷欲死者。东壁土调水三升，顿饮之。（《肘后方》）解乌头毒不拘川乌、草乌毒，用多年陈壁土，泡汤服之。冷水亦可。（《通变要法》）六畜肉毒东壁土末，

水服一钱，即安。（《集玄方》）目中翳膜东壁土细末，日点之，泪出佳。（《肘后方》）肛门凸出故屋东壁上土一升，研末，以长皂荚挼末粉之，仍炙皂荚，更互熨之。（《外台秘要》）瘑子瘙痒干壁土末，傅之，随手愈。（《普济方》）耳疮唇疮东壁土，和胡粉傅之。（《救急方》）疬破经年脓水不绝。用百年茅屋厨中壁土为末，入轻粉调傅，半月即干愈。（《瑞竹堂方》）诸般恶疮拔毒散：东墙上土、大黄等分。用百为末，用无根井华水调擦，干再上。（《永类方》）发背痈疖多年烟熏壁土、黄檗等分。为末。姜汁拌调摊贴之，更以茅香汤调服一钱匕。（《经验方》）

太阳土

（《纲目》）

【主治】人家动土犯禁，主小儿病气喘，但按九宫，看太阳在何宫，取其土煎汤饮之，喘即定（时珍，出《正传》）。

【附录】执日天星上土 藏器曰：取和薰草、柏叶，以涂门户，方一尺，令盗贼不来。执日六癸上土

时珍曰：《抱朴子》云：常以执日取六癸上土、市南门土、岁破土、月建土，合作人，着朱鸟地上，辟盗。

二月上壬日土 藏器曰：泥屋之四角，宜蚕。

清明日戌上壬日土 时珍曰：同狗毛作泥，涂房户内孔穴，蛇鼠诸虫永不入。神后土 时珍曰：逐月日日取泥屋之四角，及塞鼠穴，一年鼠皆绝迹，此李处士禁鼠法也。神后，正月起申，顺行十二辰。

车辇土

（《拾遗》）

【主治】恶疮出黄汁，取盐车边脂角上土涂之（藏器）。行人暍死，取车轮土五钱，水调澄清服，一碗即苏。又小儿初生，无肤色赤，因受胎未得土气也。取车辇土碾傅之，三日后生肤（时珍）。

鞋底下土

（《拾遗》）

【主治】适他方不伏水土，刮下，和水服，即止（藏器）。

柱下土

（《拾遗》）

【主治】腹痛暴卒，水服方寸匕（藏器）。胎衣不下，取宅中柱下土，研末，鸡子清和服之（思邈）。

道中热土

（《拾遗》）

【主治】夏月暍死，以土积心口，少冷即易，气通则苏（藏器）。亦可以热土围脐旁，令人尿脐中；仍用热土、大蒜等分，捣水去滓灌之，即活（时珍）。

本草纲目

十字道上土【主治】主头面黄烂疮，同灶下土等分傅之（时珍）。

床脚下土

（《拾遗》）

【主治】猘犬咬，和水傅之，灸七壮（藏器）。

桑根下土

（《拾遗》）

【主治】中恶风、恶水而肉肿者，水和傅上，灸二三十壮，热气透入，即平（藏器）。

胡燕窠土

（《拾遗》）

【主治】无毒。同屎作汤，浴小儿，去惊邪（弘景）。主风瘙瘾疹，及恶刺疮，浸淫疮遍身至心者，死，并水和傅之，三两日瘥（藏器）。治口吻白秃诸疮（时珍）。

【附方】旧三，新八。湿病疥疮胡燕窠大者，用托子处土，为末，以淡盐汤洗拭，干傅之，日一上。（《小品方》）黄水肥疮燕窠土一分，麝香半分。研傅之。（《善济方》）浸淫湿疮发于心下者，不早治杀人。用胡燕窠中土，研末，水和傅。（葛氏）口角烂疮燕窠泥傅之，良。（《救急方》）白秃头疮百年屋下燕

窠泥、蠮螉窠。研末，剃后麻油调搽。（《圣济录》）蠮螉尿疮绕身汁出。以燕窠中土和猪脂、苦酒傅之。（《外台秘要》）瘭疽恶疮着手足肩背，累累如赤豆，出汁。剥痂，以温醋、米泔洗净，用胡燕窠土和百日男儿屎，傅之。（《千金方》）皮肤中毒名症痓。用醋和燕窠土傅之。（《千金方》）风瘙瘾疹胡燕窠土，水和傅之。（《千金方》）小儿丹毒向阳燕窠土，为末，鸡子白和傅。（《卫生易简方》）一切恶疮燕窠内外泥粪，研细，油调搽。一加黄檗末。（《瑞竹堂方》）

白蚁泥

（《纲目》）

【主治】恶疮肿毒，用松木上者，同黄丹各炒黑，研和香油涂之，取愈乃止（时珍）。

蚯蚓泥

（《纲目》）

【释名】蚓蝼（音娄）。六一泥。

【气味】甘、酸，寒，无毒。

【主治】赤白久热痢，取一升炒烟尽，沃汁半升，滤净饮之（藏器）。傅狂犬伤，出犬毛，神效（苏恭）。小儿阴囊忽虚热肿痛，以生甘草汁入轻粉末调涂之。以盐研傅疮，去热毒及蛇犬伤（《日华》）。

【附方】旧五，新十七。断截热疟邵氏《青囊方》：用五月五日午时取蚯蚓粪，以面和丸梧子大，朱

本草纲目

砂为衣。每服三丸，无根水下。忌生冷，即止。皆效。或加菖蒲末、独蒜头同丸。伤寒谵语蚯蚓屎，凉水调服。（《简便方》）小便不通蚯蚓粪、朴消等分。水和傅脐下，即通。（《皆效方》）小儿吐乳取田中地龙粪一两，研末，空心以米汤服半钱，效。（《圣惠方》）小儿卵肿地龙粪，以薄荷汁和涂之。（危氏《得效方》）妇人吹乳用韭地中蚯蚓屎，研细筛过，米醋调，厚傅，干则换，三次即愈。凉水调亦可。（蔺氏《经验方》）时行腮肿柏叶汁，调蚯蚓泥涂之。（丹溪方）一切丹毒水和蛐蟮泥傅之。（《外台》）脚心肿痛因久行久立致者。以水和蚯蚓粪厚傅，一夕即愈。（《永类钤方》）耳后月蚀烧蚯蚓粪，猪脂和傅。（《子母秘当》）聤耳出水成疮。蚯蚓粪，为末傅之，并吹入。（《千金方》）齿龂宣露蚯蚓泥，水和成团，煅赤，研末，腊猪脂调傅之，日三。（《千金方》）咽喉骨哽五月五日午时韭畦中，面东勿语，取蚯蚓泥收之，每用少许，搽喉外，其骨自消，名六一泥。蜈蚣螫伤蚯蚓屎傅之，效。（《集效方》）金疮困顿蚯蚓泥末，水服方寸匕，日三服。（《圣惠》）反胃转食地龙粪一两，木香三钱，大黄七钱，吐血不止石榴根下地龙粪，研末，新汲水服三钱。（《圣惠》）解射罔毒蚯蚓屎末，井水服方寸匕。（《千金方》）为末。每服五钱，无根水调服。忌煎煿酒醋椒姜热物。二三服，其效如神。（邵真人《经验方》）燕窝生疮韭地蛐蟮屎，米泔水和，煅过，入百草霜等分。研末，香油调涂之。（《摘玄方》）小儿头热鼻塞不通。湿地龙粪捻饼，贴囟上，日数易之。（《圣惠方》）足䗪烂疮韭地蚯蚓泥，干研，入轻粉，清油调傅。（《便民图纂》）外肾生疮蚯蚓屎二分，绿豆粉一分。水研涂之，干又上之。（《便民图纂》）

田中泥

（《纲目》）

【主治】马蝗入人耳，取一盆枕耳边，闻气自出。人误吞马蝗入腹者，酒和一二升服，当利出（时珍）。

井底泥

（《证类》）

【主治】涂汤火疮（《证类》）。疗妊娠热病，取傅心下及丹田，可护胎气（时珍）。

【附方】新五。头风热痛井底泥和大黄、芒硝末，傅之。（《集玄方》）卧忽不寤勿以火照，但痛啮其踵及足拇趾甲际，而多唾其面，以井底泥涂其目，令人垂头入井中，呼其姓名，便苏也。（《肘后方》）小儿热疖井底泥傅其四围，以井底泥频傅之。（《千金方》）

井华水服，即下。（《集玄方》）胎衣不下井底泥，一鸡子大，蜈蚣螫人井底泥频傅之。（《千金方》）

自然灰

（《拾遗》）

【集解】藏器曰：生南海畔，状如黄土，灰可浣衣。琉璃、玛瑙、玉石，以此灰埋之，即烂如泥，至易雕刻。

【主治】白癜风、疬疡风，重淋取汁，和醋傅之。以布揩破乃傅之，为疮勿怪（藏器）。

本草纲目 第五卷 土部

一三九

古砖

（《拾遗》）

【主治】哕气，水煮汁服之。久下白痢虚寒者，秋月小腹多冷者，并烧热，布裹坐之，令热气入腹，良。

又治妇人五色带下，以面作煎饼七个，安于烧赤黄砖上，以黄栝楼傅面上，安布两重，令患者坐之，令药气入腹熏之，当有虫出如蚕子，不过三五度瘥（藏器）。

【附方】新三。寒湿脚气砖烧红，以陈臭米泔水淬之，乘热布包三块，用膝夹住，绵被覆之，三五次愈。（《扶寿方》）赤眼肿痛新砖浸粪池中，年久取放阴处，生花刷下，入脑子和点之。（《普济方》）臀生湿疮日以新砖坐之，能去湿气。（《集玄方》）

百草霜

（《纲目》）

【释名】灶突墨（《纲目》）。灶额墨。时珍曰：此乃灶额及烟炉中墨烟也。其质轻细，故谓之霜。

【气味】辛，温，无毒。

【主治】消化积滞，入下食药中用（苏颂）。止上下诸血，妇人崩中带下、胎前产后诸病，伤寒阳毒发狂，黄疸，疟痢，噎膈，咽喉口舌一切诸疮（时珍）。

【发明】时珍曰：百草霜、釜底墨、梁上倒挂尘，皆是烟气结成，但其体质有轻虚结实之异。重者归中下二焦，轻者入心肺之分。古方治阳毒发狂，黑奴丸，三者并用，而内有麻黄、大黄，亦是攻解三焦结热，

兼取火化、从治之义。其消积滞，亦是取其从化，故疸、膈、疟、痢诸病多用之。其治失血胎产诸病，虽是血见黑则止，亦不离从化之理。

【附方】新二十。衄血不止百草霜末，吹之，立止也。衄血吐血《刘长春经验方》：治吐血，及伤酒食醉饱，低头掬损肺脏，吐血汗血，口鼻妄行，但声未失者。用乡外人家百草霜末，糯米汤服二钱。一方：百草霜五钱，槐花末二两。每服二钱，茅根汤下。齿缝出血百草霜末掺之，立止。（《集简方》）中百草霜二钱，狗胆汁拌匀，分作二服，当归酒下。（《经验方》）胎动下血或胎已死。百草霜二钱，棕灰一钱，伏龙肝五钱。每服二钱，白汤入酒及童尿调下。（笔峰《杂兴方》）胎前产后逆生横生，瘦胎，产前产后虚损，月候不调，崩中。百草霜、白芷等分。为末。每服二钱，童子小便、醋各少许调匀，热汤化服，不过二服。（《杜壬方》）妇人白带百草霜一两，香金墨半两。研末。每服三钱，猪肝一叶，批开入药在内，纸裹煨熟，细嚼，温酒送之。（《永类方》）脏毒下血百草霜五钱，以米汤调，露一夜次早空心服。（邵真人《经验方》）暴作泻痢百草霜末，米饮调下二钱。（《续十全方》）一切痢下初起一服如神，名铁刷丸。百草霜三钱，金墨一钱，半夏七分，巴豆（煮）十四粒。研匀，黄蜡三钱，同香油化开，和成剂。量大小，每服三五丸，或四五十丸，姜汤下。（《濒江方》）小儿积痢驻车丸：用百草霜二钱，巴豆（煨去油）一钱。研匀，以飞罗面糊和丸绿豆大。每服三五丸，赤痢，甘草汤下；白痢，米饮下；红白，姜汤下。（《全幼心鉴》）挟热下痢脓血。灶突中墨、黄连各一两。为末。每酒下二钱，日二服。（《圣惠方》）寒热病疾方见铅丹下。魇寐卒死锅底墨，水灌二钱，并吹鼻。（《医说》）尸厥不醒脉动如故。灶突墨弹丸，浆水和饮，仍针百会，足大趾、中趾甲侧。（《千金方》）咽中结块不通水食，危困欲死。

百草霜，蜜和丸芡子大。每新汲水化一丸灌下。甚者不过二丸，名百灵丸。（《普济方》）鼻疮脓臭百草霜末，冷水服二钱。（《三因方》）白秃头疮百草霜和猪脂涂之。（《简便方》）头疮诸疮以醋汤洗净，百草霜入腻粉少许，生油调涂，立愈。（《证类本草》）瘭疽出汁着手足肩背，累累如米。用灶突墨、灶屋尘、釜下土研匀。水一斗，煮三沸，取汁洗，日三四度。（《外台秘要》）

梁上尘

（《唐本草》）

【释名】倒挂尘名乌龙尾（《纲目》）。烟珠。

【修治】敩曰：凡梁上尘，须去烟火大远，高堂殿上者，拂下，筛净末用。时珍曰：凡用倒挂尘，烧令烟尽，筛取末入药，雷氏所说，似是梁上灰尘，今人不见用。

【气味】辛苦，微寒，无毒。大明曰：平。

【主治】腹痛，噎膈，中恶，鼻衄，小儿软疮（《唐本》）。食积，止金疮血出，齿龈出血（时珍）。

【附方】旧七，新十二。翻胃吐食梁上尘，黑驴尿调服之。（《集简方》）霍乱吐利屋下倒挂尘，滚汤泡，澄清服，即止。（《卫生易简方》）小便不通梁上尘二指撮，水服之。（《外台秘要》）大肠脱肛乌龙尾即梁上尘，同鼠屎烧烟于桶内，坐上熏之。数次即不脱也。（《济急》）喉痹乳蛾乌龙尾、枯矾、猪牙皂荚（以盐炒黄）等分。为末。或吹或点皆妙。（《孙氏集效方》）牙疼嚼鼻壁上扫土，用盐炒过，为末。随左右嚏鼻。（《普济方》）鼻中息肉梁尘吹之。（《普济方》）夜卧魇死勿用火照，急取梁尘纳鼻中，

即活。（《琐碎录》）卒自缢死梁上尘如豆大，各纳一筒中，四人同时极力吹两耳及鼻中，即活。（《外台秘要》）经血不止乌龙尾（炒烟尽）、荆芥穗各半两。为末。每服二钱，茶下。（《圣济录》）妇人胎动日月未足欲产。梁上尘、灶突墨等分，酒服方寸匕。（《子母秘录》）妇人妒乳醋和梁上尘涂之。（《千金方》）横生逆产梁上尘，酒服方寸匕。（《子母秘录》）发背肿痛厨内倒吊尘，为末。以生葱极嫩心同捣膏傅之，留顶，一日一换，干则以水润之。（《濒湖集简方》）无名恶疮梁上倒挂尘一条，韭地蚯蚓泥少许。生蜜和捻作饼如钱大，阴干，用蜜水调，频傅之。（杨起《简便方》）小儿头疮浸淫成片。梁上尘和油瓶下滓，以皂荚汤洗后涂之。（《千金方》）石痈不脓梁上尘灰、葵根茎灰等分。用醋和傅之。（《千金方》）老嗽不止故茅屋上尘，年久着烟火者，和石黄、款冬花，妇人经衣带为末，水和涂茅上待干，入竹筒中烧烟吸咽，无不瘥也。（陈藏器《本草》）赤丹屋尘和腊猪脂傅之。（《子母秘录》）小儿月

香炉灰

（《纲目》）

【主治】跌扑金刃伤损，罨之，止血生肌。香炉岸，主疥疮（时珍）。